中医养生全书

中医美容养颜

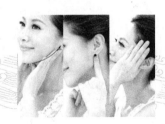

总主编　陈涤平

主　编　李文林　程　茜

副主编　房玉玲　曾　燕　高　雨

东南大学出版社

SOUTHEAST UNIVERSITY PRESS

·南京·

内 容 提 要

　　本书以中医理论为指导,以整体观念和辨证论治为原则,使用中药、药膳、按摩、气功等方法以平衡阴阳、调补脏腑、去除邪气、疏通经络,并配以局部养护颜面、治疗皮损而达到健美身心、美化容颜、延缓衰老、永葆青春的目的。本书简便、实用,通俗易懂,科学性和可操作性强。

　　本书可供各类人员阅读,也可作为健康保健师的培训教材。

图书在版编目(CIP)数据

　　中医养生全书 / 陈涤平主编. —南京 : 东南大学出版社,2014.11
　　ISBN　978-7-5641-5232-1

　　Ⅰ. ①中… Ⅱ. ①陈… Ⅲ. ①养生(中医)—基本知识 Ⅳ. ①R212

　　中国版本图书馆 CIP 数据核字(2014)第 229472 号

中医养生全书——中医美容养颜

出版发行	东南大学出版社
出 版 人	江建中
社　　址	南京市四牌楼 2 号
邮　　编	210096
经　　销	江苏省新华书店
印　　刷	常州市武进第三印刷有限公司
开　　本	700 mm×1 000 mm　1/16
印　　张	48.75
字　　数	651 千字
版　　次	2014 年 11 月第 1 版　2014 年 11 月第 1 次印刷
书　　号	ISBN　978-7-5641-5232-1
定　　价	109.00 元

＊本社图书若有印装质量问题,请直接与营销部联系,电话:025—83791830。

《中医养生全书》编委会

主　　任:陈涤平

副主任:曾　莉　李文林　陈仁寿　顾一煌

编委会成员(按姓氏笔画为序)

丁　娟	王亚丽	卞尧尧	王伟佳
冯全服	张　云	李文林	陈仁寿
李志刚	杨丽丽	张娅萍	陈涤平
杨　斓	房玉玲	顾一煌	高　雨
程　茜	曾　莉	曾　燕	

该书是国家中医药管理局"中医药预防保健服务能力提升工程"项目资助成果之一；

该书是江苏省人民政府、国家中医药管理局共建南京中医药大学健康养生研究中心一期项目及江苏省中医药管理局资助项目建设成果之一；

该书是南京中医药大学中医养生学科（国家中医药管理局重点学科）建设成果之一。

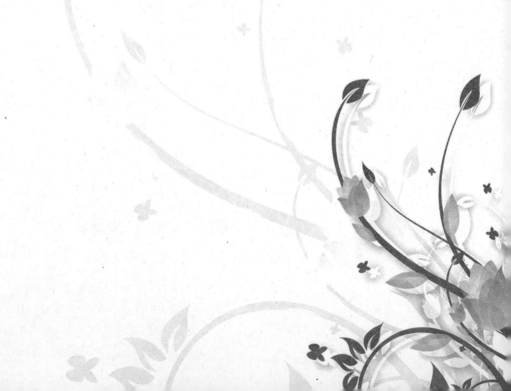

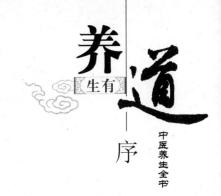

在漫长的人类历史发展过程中,健康与长寿一直是人们向往和追求的美好愿望。中国最早的一部诗歌总集《诗经》就已经频频出现"万寿无疆"、"绥我眉寿"、"寿考维祺"等祝辞式诗句。健康的身体是人类一切活动的动力源泉,所谓"天覆地载,万物悉备,莫贵于人"。如今,随着世界经济、文化、环境的变化以及世界人口老龄化的发展,人们对健康与长寿的渴求更加强烈。世界卫生组织提出"21 世纪人人享有健康"全球卫生战略,也已把健康作为一项人权着重强调。那么,如何才能达到"身体、精神及社会生活中的完美状态"呢? 数千年的中医养生文化以其独特的理论体系与丰富的临床经验为我们提供了可资汲取的宝贵经验。

目前,社会上掀起了一波又一波的"养生热",养生类书籍更是琳琅满目、林林总总,"中医世家"、"医学博士"等成为这类养生书籍的卖点。社会上流行的"养生热",把养生或等同于食疗,或等同于按摩,不一而足。更有甚者,名为"中医养生",而实际上和中医毫不相干。这一社会现象一方面使得"养生"与"中医"概念混淆,对传统中医文化产生了或多或少的不利影响。另一方面,恰恰体现出了将传统中医养生文化发扬光大的重要性与迫切性。所谓中医养生是指在中医理论指导下,探索和研究中国传统的颐养身心、增进健康、减少疾病、延年益寿的理论和方法,并用这种理论和方法指导人们保健

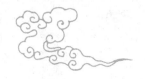

活动的实用科学。《素问·四气调神大论》曰："圣人不治已病治未病，不治已乱治未乱。""治未病"的实质就是"人人享有健康"，具有非常强烈的现代预防医学意味。以中医养生文化的"治未病"观念为核心，可以有效地提高人类的健康水平，有利于弘扬传统文化，符合当今世界医学的发展趋势。

"形而上者谓之道，形而下者谓之器"，《中医养生全书》以"中医养生之道"为中心，以中医养生理论为指导，突破了其他中医养生书只重视养生方法的局限。本书分为中医运动养生、中医药物养生、中医食物养生、中医经络养生、中医情志养生与中医美容养颜等6个分册，全面、系统、准确地阐述中医养生理论与方法。本书的编者深谙中医养生理论精髓，在编写上颇具匠心，语言表述极为规范。基于实用的目的，本书对中医养生的深邃理论、古奥的名词术语均以科普的形式予以通俗化处理，简单易懂，可操作性强。在内容编排上附有相应的精美插图，使读者在获得养生防病知识的同时，又获得了视觉上的美好享受。本书正本清源地向读者展示了中医养生文化的博大精深，可以"原汁原味"地满足广大读者对中医养生理论与方法的渴求。总而言之，本书科学、安全、有效的中医养生理论与方法必将进一步推动"中医热"的真正实现，为中医养生文化的传播起到促进作用。

"我命在我不在天"，人们的健康掌握在自己手里，《中医养生全书》就是为读者实现生命的自我管理提供了科学而有效的理论与方法。

周仲瑛

2014 年 8 月

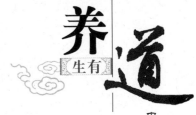

养生有道
中医养生全书

编者的话

中医养生学内容博大精深。它的理论与实践无不凝聚着中国式的哲学思维,渗透着天道与人道统一的观念。实践表明,中医养生学对于现代疾病的预防与已病防变方面显示出了巨大的优势。本书对中医养生之道、中医养生之法都作了细致入微的阐释,意求立体地呈现出中医养生文化的内涵与方法。

本书共分为六分册,包括中医运动养生、中医药物养生、中医食物养生、中医经络养生、中医情志养生与中医美容养颜。本书总主编为陈涤平教授,各分册主编、副主编如下:

《中医运动养生》主编陈涤平,副主编李文林、丁娟、王亚丽、李志刚。

《中医药物养生》主编曾莉、卞尧尧,副主编李文林、房玉玲、冯全服。

《中医食物养生》主编陈涤平,副主编卞尧尧、房玉玲、高雨、杨丽丽。

《中医经络养生》主编顾一煌、张云,副主编王伟佳、张娅萍、程茜、杨丽丽。

《中医情志养生》主编陈仁寿、高雨,副主编卞尧尧、张云、杨斓。

《中医美容养颜》主编李文林、程茜,副主编房玉玲、曾燕、高雨。

本书6个分册既有统一的风格,又保持了各自的特色。在本书的编写过程中,编者们尽了很大的努力,但是仍然不免有某些失误与欠缺,期望广大读者见谅。

另外,《中医养生全书》的出版问世,得到国家中医药管理局中医健康养生重点学科的资助,是南京中医药大学中医健康养生学科建设的系列成果之一。

最后,在本书即将付梓之际,谨向热情支持与帮助的专家、学者们深致谢忱。

《中医养生全书》编委会
2014 年 8 月

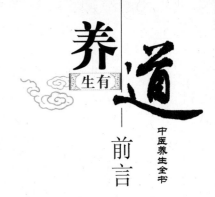
爱美之心，人皆有之，千百年来，人们向往和追求美貌的愿望从未改变。

美容养颜，通俗的说就是美化人的容貌，滋养人的容颜。一项研究发现，皮肤对一般的生化保健品的吸收率能达到 7%，而对中药保养品的吸收率能达到 13%。中药保养品以"活血化瘀"、"滋阴润燥"、"清热养血"等功效，发挥着其加强皮肤新陈代谢、分解老化角质、淡化黑色素等作用，从而提高人体生理机能、延缓衰老、美容驻颜。

中医美容养颜和现代医学美容是相对的。中医美容养颜是通过非手术化的方式为人们解决有关容貌方面的问题，以取法自然、注重整体、防治结合为特色，并日益受到人们关注。其以中医学基础理论为指导，以"整体观念"和"辨证论治"为原则，使用中药、药膳、按摩、刮痧、气功等方法平衡阴阳、调补脏腑、祛除邪气、疏通经络，并配以局部养护颜面、治疗皮损而达到健美身心、美化容颜、延缓衰老、青春永驻的目的。

本书所秉宗旨，以简便、实用为主。其收录内容，以美容保健为主体，兼顾美容治疗。对于每一个美容问题，皆分概述、中药治疗、药膳治疗、按摩治疗、刮痧治疗、气功治疗和其他治疗等几部分详述。

编　者

2014 年 8 月

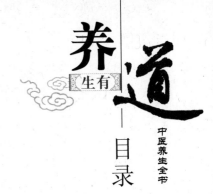

养生有道
中医养生全书
目录

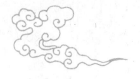

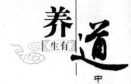

第一章 认识中医美容养颜

中医美容养颜概述

中医美容养颜在我国已有三千多年的历史,现在越来越多的人在使用现代流行美容方法的同时,开始求助于我国传统的中医美容。在医学美容领域中,中医美容养颜更是一朵奇葩,它以安全有效、防治并重、简便易行、经济实惠的特点而受到人们的普遍喜爱和欢迎。其各种美容方法被无数人反复运用并日臻完善。

《黄帝内经》中的理论阐述,奠定了中医美容的理论依据,如"心者,其华在面,其充在血脉""肺者,其华在毛,其充在皮"的论述。早在战国时期出土的古医方《五十二病方》一书中,就收录了除疣灭瘢的美容方。我国历史上第一部药物学专著《神农本草经》中记载了白芷、白僵蚕、枸杞子、茯苓等几十种药物的美容作用,丰富了中医美容的内容。中医美容通过不断发掘,在不久的将来还将为中国及世界美容界提供更行之有效的天然药物及自然方法。

中医美容养颜的理论基础

中医美容附属于中医学,并伴随中医学的发展而发展。她继承了中医学的理论体系,以整体观念和辨证论治思想作指导,又与人体内的气血津液、五脏和经络关系甚密。

✽ 整体观念与辨证论治

中医认为人是一个有机的整体，颜面五官、须发爪甲，只是整体的一部分，故要得到局部的美，必先求整体的阴阳平衡、脏腑安定、经络通畅、气血流通。中医美容注重整体的调理，因此，美容效果持久、稳定。

中医美容运用辨证论治的思想，对损美性疾病进行审证求因、审因论治。即使是偏重于装饰的外用保健品，如面脂、口脂，也体现了辨证论治的特色。如面部色黑、粗糙等，中医认为原因之一是风邪外袭，因此在一些润面、增白的化妆品中，配有祛风类药如防风、白芷等，体现了病因辨证的特点。辨证论治，使中医美容的针对性更强、效果更突出。

✽ 气血津液与美容

气是构成人体和维持人体生命活动的最基本物质。没有气的推动，血液就不能运行，毛发就要焦枯，眼睛就不能视物，颜面就会出现淤斑。全身就疲乏无力，甚至上眼睑下垂。气化作用减弱，水液代谢失常，水泛眼睑毛发，则见眼胞肿胀如卧蚕，发根稀疏脱落；气化作用减弱，血液不能化生，则面部失濡而苍白无华。

血在脉中循行，内至脏腑，外达肢节皮毛，如环无端，运行不息，不断地对全身各脏腑器官组织起着充分的营养和滋润作用。血液充足，运行正常则面色红润有光泽，肌肉丰满富有弹性，双目有神，皮肤细腻润泽。血的营养滋润作用减弱，运行失常则面色萎黄或苍白，晦暗无光泽，肌肤粗糙干燥，毛发干枯稀少或脱落，目涩、四肢麻木等，有损于形体之美。

津液的主要生理功能是濡养和滋润。渗入血脉的津液，具有充养、滑利血脉的作用。津液也是组成血液的基本物质。注入内脏、组织、器官的津液，濡养脏腑器官、骨髓、筋、脉、脑、肌肉；注于孔窍的津液，滋润和保护眼、耳、口、鼻等官窍；输布于肌表的津液则滋润皮毛、肌肤。津液的生成、输布、排泄正常，则人体的皮肤润泽细腻有光泽，肌肉丰满结实，口唇红润，双目有神。如果津液不足，可出现皮肤粗糙，肌肉无弹性，双目干涩、口唇干裂，毛发干枯无泽等。如果津液输布、排泄障碍容易出现

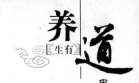
眼睑水肿、肢体水肿,痰湿壅阻还会导致肥胖症等,严重损害形体和容貌之美。

❋ 五脏功能与美容

皮肤是五脏的镜子,它能反映脏腑气血盛衰和功能的正常与否。面部不同的部位和颜色分属五脏:左颊属肝,右颊属肺,头额属心,下颏属肾,鼻属脾。心色赤,肺色白,肝色青,脾色黄,肾色黑。

心能推动血液运行,滋养面部皮肤,使面部红润光泽。心气旺盛,血脉充盈通畅,则面部皮肤有血液的滋养而面色红润,富有光泽,即所谓"其华在面";如果心气不足,心血亏少,则面部血供不足,皮肤得不到足够的滋养而面色枯槁黯淡。

肺主气,宣发卫气,让津液输布全身,起温润肌腠皮肤的作用。面部皮肤更需要卫气的温煦、充实、滋养。故肺主气及宣发功能正常,则能将卫气宣布于体表肌肤,使肌肉开解通利,皮肤柔和润泽,腠理细致紧密,从而使皮肤能够适应外界的气候变化,防止外邪的侵袭,这一作用在美容中具有非常重要的意义。津液由肺宣发布散于全身,具有滋润皮肤毛发、滑利关节、润养孔窍,充养骨髓和脑髓的作用。肺的宣发功能正常,则可宣发津液于皮肤,使皮肤润泽;反之,则如《内经》所说的那样:"肺气弗营,则皮毛焦,皮毛焦则津液去;津液去……则皮枯毛折。"

脾能将水谷化生为气血,滋养荣润皮肤。脾为气血生化之源,只有脾运化水谷功能正常,源源不断地化生气血,生命才得以维持,皮肤才得以滋养,人才能精神抖擞,容光焕发。反之,脾运障碍,气血不足,不能荣润于颜面,必精神萎靡,面色萎黄,或色如尘垢,枯暗不华。脾运化水湿功能失常,水湿停聚于体内,久则化热,湿热上冲熏于面,可导致痤疮、酒渣鼻等面部疾病的发生。

肝有疏泄和藏血功能。但肝所藏之血,必须靠其疏泄气机,推动血液运行,才不至于淤滞。若藏血不足,则面部皮肤缺少血液的滋养而表现出面色不华。若肝的疏泄功能失常,血液淤滞于面,则出现面青目黑或黄褐斑而影响面容。

肾主藏精化气而滋养皮肤。肾精充足、肾气旺盛是五脏功能正常、气血充盛、延年驻颜、容貌不枯的根本保证。肾气不足，肾之本色上泛于面部皮肤，可导致面部黑褐。若阴虚水亏不能制火，火邪郁结于面部皮肤，可导致面部雀斑、黑变病的发生。若肾精早亏，肾气先损，势必影响五脏化生气血的功能，出现面色黧黑，未老先衰。

✿ 经络与美容

经络将人体所有的内脏、器官、皮毛、孔窍筋骨等构成了一个完整、有机的统一整体，并借以行气血、营阴阳，使人体各部的功能活动得以保持协调和相对的平衡，以进行正常的生命活动，因此，从某种意义上来说，经络是人体的总控制系统。若体内某一脏腑功能失常，必然会通过经络影响到有关形体官窍而出现异常。同时，由于十二经脉各有一定的循行路线和所属皮部，若经脉不利，在其相应的体表部位便会出现各种病症。

经络是气血的通路，而气血津液是人体容貌美和形体美的物质基础，气血之所以能够到达颜面，通达全身，发挥其濡养肌肤、抗御外邪的美容功能，又必须依赖于经络的传注。根据这一机理，人们常通过针灸、按摩、气功等方法以刺激经络，促使气血流通，从而达到维护和增进人体美的目的。

经络有感应传导和调节机体平衡的作用，当人体气血不和、阴阳偏盛偏衰而使容颜不正和发生碍容性疾病时，此时应用针灸、按摩等方法可以激发经络的调节作用，以"泻其有余，补其不足，阴阳平复"。

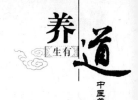
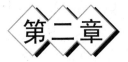 中医美容养颜的基本方法

中医美容的手段多种多样，大致可分为中药、食膳、针灸、推拿按摩、气功五大类。此外还有心理、养生等方法。每一大类又有若干种具体方法，如药物美容，有内服法，有外用法。外用法又分贴敷法、洗浴法等，而贴敷、洗浴法又可再细分为患处皮肤贴敷、脐敷、穴位敷、熏洗、擦洗、沐浴、浸浴等，这些方法都属于自然疗法，安全可靠，无副作用，避免了化学药物和化妆品对人体的危害。

在本书中，我们本着简便易行的原则，主要从中药美容、药膳美容、推拿美容、刮痧美容和气功美容五个方面进行介绍。

中药美容

中药美容法是通过中药的内服、外用来防病健身、延衰驻颜或治疗损美性疾病的一种美容方法。

中药美容法是中医美容中最具疗效，且内容最丰富的一部分。常用美容中药一般可分为保健型和治疗型两大类。保健型美容中药多具有滋润肌肤、防皱除纹、悦色增白、护发增辉、护肤防裂等作用，如古代本草文献中所谓"好颜色"、"悦泽人面"、"白丽"等功效。治疗型美容中药多具有乌发、除黣黯、去粉刺、灭瘢痕、消黑子等功效。中药美容法因其内容丰富，且又是各种美容方法中最重要的一种，成为目前中医美容学的重点研究内容。

药膳美容

药膳美容是指在中医基本理论和现代营养学的指导下，在食物中加入药食两用的天然动植物或具有美容保健作用的中药，经过合理加工和烹调，制成药膳，达到防病治病、促进机体康复、润泽肌肤、延衰驻颜、美容保健、维护人体整体美的目的。药王孙思邈也在《千金药方》提出"夫为医者，当须先洞晓疾源，知其所犯，以食治之，食疗不愈，然后命药"，将食疗列为医治疾病诸法之首。药膳作为中国特有的饮食文化已有数千年的历史，从药食同源开始就有了最早期食疗之法，相传仪狄曾作酒献给夏禹品尝以健体。《诗经·豳风·七月》所谓"为此春酒，以介寿眉"，是说酒有延缓衰老、益寿强身的功效。至商代伊尹制汤液，著有《汤液经》，以烹饪之法疗疾，说明商代已有朴素的饮食疗法，食疗药膳已初具雏形。而《周礼》所载四医之食医更是居于疾医、疡医、兽医之首。汉代张仲景的《金匮要略》中有百合鸡子黄汤、猪肤汤、甘麦大枣汤、当归生姜羊肉汤等至今还应用于临床的著名药膳方。

药膳既不同于一般的中药方剂，又有别于普通饮食，它既发挥药物见效快的特点，又有食物可口宜人、兼补脾胃的特长，并且以食物缓和药物的偏性，避免药物所产生的副作用。它"寓医于药"既将药物作为食物，又将食物赋予药用，二者相辅相成，相得益彰，并且药膳材料易得，经济实惠，都是常见药食两用的中药和普通的食物。其制作也十分简单，只要知道配方，就像在家做饭一样完全不需要有任何心理负担。它百吃不厌，效果明显，它不会像中药有着特殊令人难以下咽的药味，也不会有伤头脑的煎法，却可以达到中药的效果，因此，它是一种十分受人欢迎的中医美容方法，也是中医特有的美容方法。

❋ 药膳宜忌

药膳所用的药物和食物，类似中药的四气五味都有各自的气和味，气味不同，功用也各不相同。根据《灵枢·五味》"胃者，五脏六腑之海

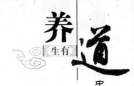

也,水谷皆入于胃,五脏六腑皆禀于胃,味各走其所喜,谷味酸先走肝,谷味苦先走心,谷味甘先走脾,谷味辛先走肺,谷味咸先走肾"。所以药膳气味之不同,与五脏的喜好有关,因而对五脏的补泻有异。所以合理膳食要求人们饮食五味均衡,口味适中,冷热适宜,饮食有节。这也是我们平时饮食的要求。

推拿美容

推拿又称按摩,是我国传统医学中独特的摄生保健方法之一,所谓推拿美容,是指在人的躯体的一定部位,施以不同手法的按摩,使其经脉宣通、脏腑调节、气血和调、补虚泻实、扶正祛邪,从而达到皮肤细腻润泽、延缓皮肤衰老、促进容颜姣好的目的的一种方法。一直以来,推拿疗法作为中医外治法之一,以其"简、便、廉、效"的优点深受人们的喜爱。美容推拿技法多是以中医的理论做指导,以西医解剖、生理为基础。美容推拿法可以促进局部血液循环和皮肤组织的正常代谢,使细胞再生能力增强,皮肤红润光泽,其次,可以刺激皮肤弹力纤维组织活性,改善脂腺和汗腺的功能,减少面部身体过多的脂肪,保持皮下脂肪层正常厚度,达到延缓皮肤衰老及营养和保护皮肤的作用。

选择相应的经络、腧穴辨证施治,也可按照肌肉纹理、血管和神经的分布做向心性和离心性操作。其技法要点为:

局部肌纹理按摩:按肌肉走向理顺纤维,促进其弹性恢复,使肌肉紧实、有弹性,防止皱纹产生。

经穴点按:指压穴位,发挥经络的调整功能,疏通局部气血,调整阴阳,使面色红润、光泽。

淋巴引流按摩:在淋巴系统上轻施压力,促进淋巴循环,加速淋巴的新陈代谢,促进废物更快排出体外并增进抵抗力。

推拿美容要求持久、有力、均匀、柔和,从而达到渗透。

（1）基本手法：手法是推拿治病的主要手段，因此要求手法应有较高的技巧性，运用自如、得心应手，其熟练程度及如何适当地运用手法，对治疗效果有直接的影响。因此要想达到预期疗效，除辨证外还应根据患者具体情况以及操作部位（如受治者的体质、年龄、性别）的要求选择不同的手法。常用手法包括：

〇滚法：滚法是以第5掌骨关节背侧为吸定点，用腕关节的伸屈和内外旋转，带动手掌做往返的滚动。

功能与应用：舒筋活血，温经通络，散寒止痛。可增强肌肉的活动能力，促进局部血液循环及消除肌肉疲劳。在推拿美容中滚法可用于腰、臀、大腿等脂肪沉积部位，还可用于因肥胖而引起的膝关节疼痛及颈部美容等。

〇摩法：摩法是用指腹或掌贴附于体表的一定部位或穴位，以腕部前臂以及掌或指做协调连续有节律的环转摩动。可分为指摩法和掌摩法。频率为每分钟120次左右。

功能与应用：温经散寒，和中理气，消积导滞，增健胃肠蠕动等。摩法是按摩减肥常用的手法。多用于腹部。

〇捏法：捏法是用手指夹挤治疗养护部位。可分为三指捏、五指捏及捏脊。捏压要循序而下，均匀而有节律。

功能与应用：捏法可舒筋通络，活血祛淤，行气导滞。适用于颈、背、腰、臀、腹及四肢等美形。而捏脊法既有调阴阳、理气血、和脏腑、通经络、培元气之功。用途广泛，是美容、美形、保健及治疗多种疾病的常用手法。

〇揉法：揉法是用手掌大鱼际、掌根或手指螺纹面吸定于一定部位或穴位上，腕部放松，以肘部为支点，前臂做主动摆动，带动腕部和手指，做轻柔缓和的回旋揉动的方法。

功能与应用：舒筋通络，活血祛淤，消积导滞，增强皮肤活力等。其中带动皮肤揉法与点按法复合应用于局部，既有放松肌肉、活血祛淤之功，亦可在穴位上应用。不带动皮肤的揉法及一种轻刺激手法，多应用在头面部，可使面部紧张的肌肉放松，促进面部血液循环，是面部美容的

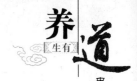

主要手法。

○按法：按法是用单掌、双掌、双掌重叠，在一定部位逐渐用力深压，用力要由轻到重，在临床上常与带动皮肤操法合用。

功能与应用：能疏通筋脉，活血祛淤，放松肌肉等，适用于背、腰、臀、下肢等脂肪沉积部位的减肥。

○拿法：拿法分三指拿法、五指拿法及辗转拿法。三指拿法是以拇指与食、中二指相对，五指拿法是拇指与其余四指相对，捏某一部位，逐渐由轻至重用力。辗转拿法是在三、五指拿法的基础上加入左右旋转的力完成的。

功能与应用：有舒筋通络、活血散寒之功，可用于颈、肩、下肢、腰、腹等部位。通过提捏、旋转作用于脂肪沉积部位，是减肥美形中主要手法之一。

○推法：推法是用指腹、手掌或肘部，贴附在一定部位进行单方向直线推动，用力要稳，速度要缓慢而均匀。

功能与应用：既有理气活血，通经祛淤之功。指推法多适用于头面颈部，操作时宜轻柔；掌推法适用于腹、背、腰、臀及四肢，操作时可适当加大力度。推法为美容、美发及美形的常用手法之一。

○击法：击法是用指尖、手掌尺侧（小鱼际）、拳背等部位叩打体表的方法。用力要快速而短暂，垂直叩击，动作要均匀有节奏。在推拿美容中常用的有指尖击法及小鱼际击法。

功能与应用：能舒筋活络，理气和血。指尖击法多用于头面部美容、美发；小鱼际击法多用于腰、臀、下肢等部位的减肥美形。腰臀部脂肪较厚者亦可用拳击法操作。

○振法：振法是手掌或手指着力于体表一定的部位或穴位上，连续不断地迅速振动，使被治疗的部位产生振动感的手法，又称振荡法、颤法等。

功能与应用：可消食导滞，调节胃肠，和中理气，活血通络。指振法适用于全身各部穴位及面部美容；掌振法为腹部减肥的常用手法之一。

○擦法：擦法是用全掌、大鱼际或小鱼际附着在一定部位，直线往返擦动。压力不宜大,频率为每分钟100～120次。

功能与应用:既有温通经络,活血祛淤之功。适用于背、腰、臀、腹及四肢部,为该部位减肥治疗的常用手法,擦动时多以热透为度。

○抹法:抹法是用双手拇指螺纹面紧贴皮肤,上下、左右或弧形曲线往返推动的方法。用力轻而不浮、重而不滞。

功能与应用:既有清醒头目,开窍镇静,疏通气血之功。适用于头面及颈项部,为头面及颈项部推拿美容以及治疗头晕、头痛、项强、失眠等病的常用手法。

○拍法:拍法是用五指并拢,指间关节伸直,掌指关节微屈以形成虚掌,有节奏地拍打受治者体表一定部位。

功能与应用:可疏通经脉,行气活血,多用于肩背、腰臀及下肢疾患,以及常用的保健按摩手法。

○弹法:用一手的指腹紧压另一手的指甲,用力弹出,连续弹击治疗部位。

功能与应用:能疏经通络,祛风散寒,用于全身各部位,尤以头面、颈项之疾常用。

(2) 注意事项

①施术者的双手要保持清洁和温暖,不戴戒指,指甲要经常修剪。

②推拿手法要均匀柔和,推拿后应有皮温升高、全身舒适、心情平静之感。

③操作时,应在推拿局部皮肤涂上介质,以减少对局部皮肤的摩擦。

④有下列情况不宜进行推拿:如皮肤感染、严重皮肤损伤、传染性皮肤病、血液病、素有出血倾向者以及严重心、脑、肺疾患或极度衰弱者。

⑤妊娠期、月经期、空腹者、饭前饮后半时内均不宜进行按摩。

刮痧美容

刮痧美容是运用刮痧的方法,在人的脸上或身体上进行刮拭,以改变人的容颜或形体的方法。它根据面部生理结构,设计专用刮痧美容

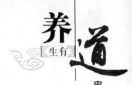

板,沿面部特定的经络穴位,实施一定的手法,使面部经络穴位因刮拭刺激而血脉畅通,达到行气活血,疏通腠理,排出痧气,调整生物信息,平衡阴阳的目的。同时,面部经络穴位受刮拭刺激而产生热效反应,使颜面局部血流量增加,促使代谢产物交换排出,修复、更新受损细胞,最终达到排毒养额、舒皱纹、行气活血、嫩白消斑、保肤美健的效果。刮痧由于是用刮痧板直接刺激皮肤内的神经末梢及毛细血管,因此通过神经传递,可以产生相应的调节作用,从而达到治疗效果。

如今刮痧美容已经成为现代美容院的一项极具吸引力的招牌,刮痧如此深受广大群众喜爱源于它的诸多优点,它取材便易,方法易学。做刮痧只需要一块刮痧板和一定的润滑剂即可,如果你追求美观气质,你可以选择香木材质或牛角玉质的刮痧板和特制中药的刮痧润滑剂,如果你只想获得疗效又价廉,你只需要硬币、勺子、梳子配上凡士林润滑即可。刮痧疗法在穴位的选取上并不如针灸治疗那样严格选取穴位,而是选择比较广泛的一定部位进行刮拭,临床应用简单,经济实惠,因此特别适合广大群众使用。刮痧疗法是我国古代人民在长期与疾病斗争中发明的自然物理疗法,由于是在人体表面皮肤上进行刮拭,通过经络调节全身气血、平衡阴阳达到人体的内外和谐,因而不会有毒副反应,就连针灸存在的晕针等不适情况也不会出现,因而对于初学者只需了解禁忌证就能从容给家人朋友进行刮痧美容。

值得注意的是,面部属暴露之肤,与身体其他部位的肌肤有所不同,因此面部刮痧不必追求刮出"出斑",以刮至有热效应、刮出痧气为宜。一般受术者感觉面部微热,个别人会有面颊、发际处轻微的跳动感或蚁行感,一部分人还因血流循环加快而感到心情舒畅的惬意感。80%的人面部红热感很快就恢复正常,过后脸部即感轻松、清爽、舒适,露出白里透红的自然肤色。

刮拭方法:

(1)刮痧法:让病人采取相应的体位,清洁皮肤后均匀地涂抹上介质(或滴几滴在刮板上)。医者右手持刮板,刮拭时刮板的1/3边缘接触皮肤,向刮拭的方向倾斜45°角左右,运用腕力和臂力多次向同一方向刮拭,长度4～5寸。刮拭方向应根据肌肉、神经走向和经络穴位由内向外,按先阳后阴、先上后下、先左后右刮抹出一道长形的痧痕即可。这种手法多用于身体比较平坦的部位、经络、穴位。

(2)面部刮痧法:根据面部的不同部位弧度曲线设计专用鱼形刮板,以增加刮拭的舒适感,减轻刮拭过程的疼痛。刮拭面部时应先清洁皮肤,然后均匀涂抹精华素,用鱼形刮板或玉石美容刮具的边缘在面部从内向外,沿肌肉纹理走向;或顺应骨骼形走单方向刮拭;或沿面部特定的经络穴位进行刮试刺激,而使血脉通畅,达到行气活血、疏通毛孔腠理、排出痧气、调整面部生物信息。刮板与皮肤表面形成的夹角尽量要小,以5°～15°为宜。刮拭速度均宜缓慢柔和,按压均匀平稳,刮至皮肤轻微发热或潮红即可。

○基本手法

点法:用鱼形刮板的鱼吻或鱼尾锐面在穴位上轻轻用力向下点压。

揉法:用鱼形刮板头部或尾部侧面在穴位或经络上顺时针或逆时针揉动。

按法:用鱼形刮板头部或尾部侧面平面在穴位上用力缓缓向下按压。

挑法:用鱼形刮板头或尾部尖锐面在穴位上先按压,再横向向上挑起。

扭法:用鱼形刮板的鱼尾锐部点按穴位,再进行顺向或反向转动。

刮法:用鱼形刮板的高面沿经络轻盈刮拭。

摩法:用鱼形刮板的任何部位在穴位或经络进行游弋滑动。

托法:用鱼形刮板的头或身侧面,用力向上提托肌肉。

○常用手法

刮动法:用刮痧板边缘按经络轻轻刮拭。

揉刮法:用刮痧板头部侧面和边缘沿经络边揉边刮动。

点扭法:用刮痧板吻部或尾部先在穴位上点按再扭动。

叩动法:用两块刮痧板的一端在面上对称部位相对间歇用力。

摩游法:用两支鱼形刮痧板在面上沿经络(或部位)轻盈滑动,一前

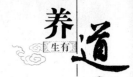

一后,相互追逐。

拍打法:用刮痧板平面拍打、拖压、拍或平拍。

○刮拭力度:面部刮痧保健美容不出痧,以刮拭至面耳有温热之感、稍有红晕即可。

轻(补法):适用于干性、敏感性皮肤及一般无大碍美观的疾患,如粉刺痊愈后红印等。可消除荧屏前时间过长的倦容,起到保养肌肤的作用。

中(平补平泻):适用于任何性质的皮肤、保健疗法及人体部位常用穴位。

强(泻法):对于肌肉丰满结实、中央部位或病源疾患处,应逐渐加大操作力度。

○刮拭方向:应根据肌肉、神经走向及经络穴位,按顺次刮拭。

头部、背部、肩、胸腹等应由上而下。

脸部、颈部应由内而外,由上而下。

经络穴位应先通督脉、任脉,刮拭大椎穴,再做脸部穴位。

(3) 适用范围与疗程

○适应范围:减轻黑眼圈,消除眼袋,减少皱纹;治疗粉刺、鼍黑斑、扁平疣等损害面容性皮肤疾患;适用于养颜美容,滋润皮肤,延缓皮肤衰老的面部保健。

○疗程:养颜美容保健可每日或隔日一次,面部损容性病证可每周1~2次,10次为一疗程。

(4) 注意事项

○面部刮拭前一定要清洁皮肤并均匀涂抹精油或润肤乳。

○刮拭按压力从轻渐重,缓慢柔和,一般不要刮出痧痕,敏感性皮肤一般不用或刮拭时间不宜太长。

○面部有皮肤感染一般不做刮拭。

气功美容

气功是一种通过调身、调息、调心三结合，以内练为主的自我身心锻炼功法。通过气功锻炼，可以培育、增强元气，充实脏腑之气，活跃经络之气，并提高它们的调节功能，从而改善身体素质，发挥人体机能潜力，故气功有防病治病、保健康复、益智延年的功效。由于气功全面地调整人的身心，使人消除紧张状态，心静气平，放松情绪。避免了持久的情绪刺激对人体脏腑气血乃至面部容貌的不良影响。从这个角度来讲，几乎所有的气功方法，都有驻颜美容作用。中医认为：人的形体肢节、肌肤毛发、五官爪甲等无不与机体的脏腑、经络、气血紧密联系，只有脏腑、经络、气血功能健旺，元气充沛，才能润发美颜，即所滑"有诸内必行于诸外"。而气功美容，就是运用各种气功功法来调节脏腑、经络、气血的平衡，从而达到保健美容的目的。所以它能使人无论在生理还是心理上都保持一种青春的活力，在外貌上的表现即是：容光焕发、发不白、眼不花、耳不聋、牙不松。这就是气功的美容功效。

气功美容的关键就是调身、调息、调心，强调"意气合一"。气功能以意念指导放松，以意念诱导入静，以意念调整大脑和皮质下各级神经中枢的功能。气功的独到之处就是用意念做引导从而使整体功能趋向于高度协调、高度序化、高度激发的状态。

放松、入境与自然是气功锻炼过程中的最基本要求。

放松是指整个人的身体和精神放松。

入静是指练功过程中，杂念相对减少，高度入静、轻松舒适的入静状态。入静程度的深浅，反映练功状态的好坏，直接关系到练功效果。松与静是同时要求并互相促进的。

自然是指初练气功时应心情自然、姿势动作自然和呼吸自然。练功中不要用意过强，主观追求境界和功夫。

气功习练的最佳时间，以早晨练习为佳。体虚阳虚或心气不足之人，可选择中午练功。晚上睡觉前，采气入肝胆，是一日之中养颜的最佳时段。

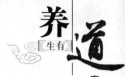

第三章 中医美容保健与治疗

驻颜泽面

✿ 概述

驻颜泽面是指通过保健和养护的方式,以延缓人体衰老,达到内调外润,颜面肌肤红润、光滑、细腻、富有弹性的目的,并能使粗涩、萎黄、晦暗的面部皮肤变得红润光泽。

25 岁以后,内在或外在的多种因素导致人体老化过程开始,表现在颜面肌肤上为——出现皱纹、肤质干枯无泽。皮肤的色泽与人的年龄、身体状况、工作生活环境、保养程度、遗传因素等都有着十分密切的关系。由于疾病或其他诸多因素都可以导致原来红润光泽、富有弹性、白皙柔滑的皮肤变得粗糙、晦暗。因此,如何通过美容保健延缓颜面肌肤的老化,使问题皮肤得以恢复,是中医美容的重要内容之一。

依据主治功能有所偏重,又可细分为驻颜去皱、润肤白面、悦容增颜三部分。

✿ 驻颜祛皱

【中药治疗】

1. 内服

(1) 容颜不老方(《奇致良方》)

组成:生姜 480 克、大枣 240 克、白盐 60 克、甘草 90 克、丁香 15 克、沉香 15 克、茵陈 120 克。

制服法：水煎，每日清晨饮一杯。

功效：此方温补脾肾，悦泽容颜，主治颜面苍老。

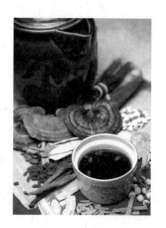

（2）神仙驻颜延年方（《太平圣惠方》）

组成：熟地黄、生地黄、甘菊花、天门冬各500克。

制服法：制成散剂或蜜小丸，每次12克，饭前服。

功效：能悦泽颜色，聪耳明目，黑发坚齿。

（3）养心延龄益寿丹（《慈禧光绪医方选议》）

组成：茯神、当归、干生地、酸枣仁、枳壳各18克，柏子仁、丹参、酒白芍、丹皮各15克，栀子、黄芩、陈皮各12克，川芎6克。

制服法：先将柏子仁、枳壳、酸枣仁分别用火炒，全当归、黄芩酒炒，干生地用酒洗。然后将以上药物研为极细粉末，炼蜜制成绿豆大的小丸，朱砂为衣，每次12克，用白开水送服。功效：久服可使容颜色美，青春常驻，并可消除失眠，增进饮食。

（4）去皱人参粉（《正体类要》）

组成：陈皮3克或鲜橘皮10克，人参粉3克。

制服法：先用开水冲泡鲜橘皮10克或陈皮3克，再用此水送服人参粉，每次1.5克，一日2次，连用1周。

功效：抗皱、美白。

2. 外用

（1）玉屑膏（《太平圣惠方》）

组成：玉屑、珊瑚粉、木兰皮各45克，辛夷、白附子、川芎、白芷各30克，冬瓜子仁、桃仁、商陆各120克，牛脂60克，猪脂120克。

制服法：先于锅中用文火炼诸脂令溶，下木兰皮及其后诸药同熬，待白芷色黄为度，滤去渣，下玉屑、珊瑚末，搅令匀，贮于瓷瓶中。每夜涂面。

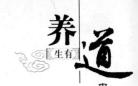

功效：嫩肤减皱。

（2）鹿角膏（《太平圣惠方》）

组成：鹿角霜60克、白蔹30克、天冬45克、川芎30克、细辛30克、白芷30克、白附子30克（生用）、白术30克、杏仁30克（研膏）、酥油90克、牛乳500毫升。

功效：祛风活血，润肤祛皱。

（3）杏仁润肤膏（《秘术海》）

组成：瓜蒌粉10克、杏仁30克。

制服法：将以上药研磨成膏，每晚洗面后涂之。1周1次。

功效：润肤、祛皱。

（4）去皱面膏

组成：青木香、白附子、白蜡、白芷、零陵香、香附子各60克，白茯苓、甘松各30克，羊髓750克。

制服法：将以上药物切碎，以酒、水各250毫升浸药一宿，煎至酒水尽为度，滤去渣膏即成，瓷器贮备用。

功效：用以涂面，使人面容光泽，却老防皱，兼治面部斑。

（5）千金涂手面方

组成：猪蹄2具，白粱米500克，白茯苓、商陆各150克，白芷、藁本60克，玉竹30克，桃仁250克，甘松、零陵香各30克。

制服法：先将猪蹄、白粱米用水煎煮，直至猪蹄熟烂，取汁1 500毫升，然后加入白茯苓末、商陆末、白芷末、藁本末、玉竹末、桃仁泥，继续再煎，等汁减至一半时，过滤去渣，再兑入甘松、零陵香末，搅拌均匀，用瓷瓶贮备用。每晚用以涂手面，第二天早晨洗去。

功效：能去手面皱纹，兼治面部色斑，使皮肤白润光泽。

（6）定年方（《太平圣惠方》）

组成：白及75克，白术150克，细辛60克，白附子（生用）60克，防风（去芦头）60克，白矾45克，当归130克，藁本45克，川芎45克，白茯苓90克，白石脂60克，土瓜根60克，蕤仁60克，玉竹60克，白玉屑（研细）

15克,琥珀末15克,珍珠15克,钟乳粉15克。

制用法:上诸药,细研为末,取鸡蛋清,并白蜜等分,捻作挺子,入布袋装,阴干。再捣研为末,每夜用浆水洗面,以面脂调药涂之。

功效:消黑气,嫩肌肤,驻颜色。主治面容苍老,肤色沉暗,皮肤粗糙,皱纹较多。

(7) 护肤抗皱散(《实用美容中药》)

组成:当归、丹参、黄芪、生地黄、麦冬、白芷、白附子各50克,人参15克,田七25克。

制用法:上诸药研为细末,过180克目筛,经干燥处理,以新鲜鸡蛋少许,加水或蜂蜜水做面膜,每周1次。

功效:营养皮肤,增白祛皱。日常皮肤护理,坚持使用可延缓皮肤衰老。

【按摩治疗】

1. 防皱法

(1) 取坐位,家人左手持其手腕部,右手拇指指腹部置于肩部肩髎穴,用力按揉,边按揉边向下移动,沿上肢外侧经天井、支沟、中渚至关冲穴,以局部有酸胀感为宜,关冲穴以拇指指尖掐按5下,反复操作5遍。接着将右手拇指指腹部置于上肢内侧的天府穴、沿上肢内侧缘经尺泽、孔最、列缺穴至大拇指指甲内上侧的少商穴,用力按揉,边按揉边向下移动,以局部有酸胀感为宜,少商穴以拇指指尖掐按5下,反复操作5遍。左右手交替进行。

(2) 取俯卧位,家人将右手拇指指腹端置于其髀关穴沿下肢外前缘经梁丘、足三里、丰隆至足背达第2趾端的厉兑穴,用力按揉,边按揉边向下移动,以局部有酸胀感为宜,太冲穴以拇指指尖掐按5下,反复操作5遍。接着将右手拇指指腹部置于下肢膝关节内上方的阴包穴,经曲泉蠡沟太冲、行间至大踇趾趾甲外侧的大敦穴,用力按揉,边按边向下移动,以局部有酸胀感为宜,大敦穴以拇指指尖掐按5下,反复操作5遍,左右脚交替进行。

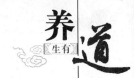
（3）取俯卧位，家人依阳白、印堂、头维、人中、承浆、地仓、下关的次序，各穴先用拇指指腹端置于穴位上，按下时吸气，呼气时复原，以局部有酸胀感为宜，重复 10 下。再有节奏地顺时针、逆时针轻摩各 20 次。最后用中指指端轻轻叩击 20 次。

（4）本人先将两手掌相互搓热后，置于面颊部快速稍用力反复上下推摩，使鼻旁至耳前整个面颊部有发热舒适感。再将两手掌相互搓热置于面部。分向两侧轻柔缓慢推抹至耳前发际，以面颊部有发热舒适感为度。最后，两手四指（除拇指外）并拢，并行放于前额部缓慢稍用力分向两侧推抹至耳前发际，反复进行 20 次。

2. 除皱功

（1）按揉脸部：将 4 个手指轻放在下巴的中央，从下巴开始往耳部下方、嘴角开始往耳部中央、鼻翼开始往太阳穴，以上下锯齿状的移动按摩法轻轻做按摩动作。动作要尽量缓慢。

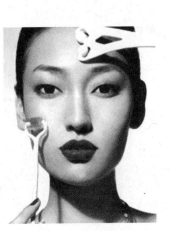

（2）按揉额头：再由太阳穴开始往额头中央方向，以上下锯齿的移动按摩法轻轻做按摩动作。动作要尽量缓慢。

（3）逆向按揉：再从太阳穴往下巴方向沿着发际线再进行逆向的上下锯齿状的移动按摩动作。动作要尽量缓慢。

（4）展开脸部：用食指、中指及无名指指腹从鼻翼往旁边轻推至太阳穴三次然后包住脸部 10～15 秒钟，使肌肤镇静放松。

（5）下巴提拉：以整个掌心及指腹包覆的力量，先以右手从左耳下进行包覆，沿着下巴慢慢滑至下巴右侧，然后再以左手从右耳下进行包覆，沿着下巴慢慢滑至下巴左侧，交替此动作 3～5 个轮回。

【气功治疗】

1. 五分钟气功祛皱法

（1）用温水洗面后，取立式，面部充分松弛，闭嘴充气，将两腮鼓起，鼻吸鼻呼,1分钟。

(2) 上体前屈,使面部与地面平行,待面部气血充盈发胀时,再缓缓恢复直立,1分钟。

(3) 取立式,舌头在口腔中旋转,同时两手对搓至手心发热,待口中津液增多,吐少许于掌心,双手搓匀,轻揉皱纹处,此时嘴成"o"型,极轻地发出"噢—噢—噢"的声音,同时意想皱纹消失,神态安然,容光焕发,发音的遍数与自己年龄相同。

(4) 重复"(1)"的动作,然后复原。

禁忌:高血压患者和俯身头晕眩者不宜练本功法。

2. 浴面美容功

(1) 预备姿势。静坐,静立,静卧均可,以盘坐和静立效果最好。

(2) 放松形体。全身心都如置于一飘浮的白云中,5~15分钟。

(3) 意念渐集中到面部。想象一股风扫过面部,当感到面部确有一些凉丝丝的感觉后,再想象面部的汗毛孔全部张开。于是慢慢吸气,沉至丹田,想象吸进的气是天地之精华;然后呼气,想象面部毛孔的污垢都随呼气而出,一呼一吸约15次。此时面部有发紧或发麻或汗湿的感觉。静静地体会面部的感受,保持此种状态。半分钟至1分钟。

(4) 搓面。将双手搓热,盖在双颊及眼球上,反复9次,然后紧闭嘴唇,舌头舔上下牙床,待津液满口后,涂在手上,涂在面部,然后进行按摩。次序是:以脸部正中线为界,在上额、眼眶、脸颊左右摩擦,亦可按一般美容按摩顺序在面颈部按摩。按摩时加"去掉皱纹"的意念。

(5) 收功。双手从两侧抬起,伸到最高处,然后自然地从胸前垂落,至于小腹上。男左手在里,女右手在里。手垂落时,想象为淋浴般,水从头顶穿过身体落到地面,每周1~2次。

【刮痧治疗】

腧穴:丝竹空,翳风、攒竹、太阳、巨髎、颊车、足三里、迎香、合谷、曲池、中脘。

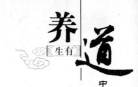
随症加减：脾胃虚弱者加选颈椎 1～4 两侧、胸椎 10～12 两侧夹脊穴、大椎、脾俞、肾俞、合谷、内关、三阴交、太白、皱纹局部。

肺气虚弱者加选颈椎 1～4 两侧、胸椎 1～4 两侧夹脊穴、太渊、合谷、肺俞、脾俞、肾俞、三阴交、皱纹局部。

肾虚精亏者加选腰椎 1～2 两侧夹脊穴、腰骶部、肾俞，脾俞，三阴交、太溪。

此外，根据皱纹分部，分别选取主穴。

(1) 面部皱纹：头维、阳白、头临泣、印堂、阿是穴。

(2) 鱼尾纹：太阳、瞳子、丝竹空、角孙、阿是穴。

(3) 鼻唇纹：迎香、颧髎、四白、下关、阿是穴。

(4) 颈纹：风池、翳风、扶突、阿是穴。

刮拭方法：

(1) 受术者取坐位或仰卧位，术者先进行头面部的操作过程，面部刮痧之前，应彻底清洁面部。不用或稍用按摩油。刮痧油做润滑剂。主穴每次 3 个，配穴每次 1～2 个，再根据各型的辨证要点相应地进行配穴加减。前者用泻法，后者用补法。面部刮痧不可明显出痧，手法要轻柔，每次以面部发热或有轻微发红即可。

(2) 根据皱纹的局部情况，相应在局部选取一组穴位，按照面部刮拭的常规方法进行刮痧。

【药膳】

1. 驻颜方

胡桃仁 30 克，牛奶 200 克，豆浆 200 克，黑芝麻 20 克。将胡桃仁、黑芝麻磨碎，与牛奶、豆浆调匀，共入锅中煮沸，加适量白糖，每天早晚各一碗。

2. 三汁饮

麦冬 10 克，生地黄 20 克，莲藕 100 克。将麦冬、生地黄一同放入沙锅内，加水适量，置武火上烧沸，用文火煮 20 分钟，滤去渣，留汁待用。将藕洗净，切碎，放入沙锅内，加水适量，置武火上烧沸，用文火煮 30 分钟,滤去渣留汁。然后,将两汁合并,装入瓶中即成。每日一剂,代茶饮用。滋阴润燥,防皱护肤。适用于舌红便干、口燥多饮之人。

3. 延年悦泽方

茯苓1 500克,菊花750克。上二味捣细为末,以炼成的松脂拌和为丸,如弹子大,贮瓶备用。每次服1丸,每天2次,以酒溶化后吞用。

4. 银耳炖番木瓜

银耳5克,番木瓜1个(重250～500克),杏仁6克,冰糖适量。先将银耳浸透发开,用清水漂洗干净;木瓜切成小块;杏仁去衣洗净。一齐放入炖盅内,加入冰糖,放锅内隔水炖至银耳熟烂即可。常食有养阴润肺、滋润皮肤、减少皱纹的作用。

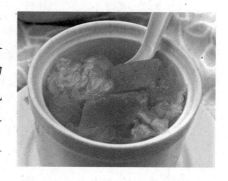

5. 仙人粥

制何首乌30克,粳米60克,红枣5枚,红糖适量。先用水煮首乌取浓汁,再入粳米、红枣,在砂锅内煮粥,粥将成时放红糖以调味,再煮一、二沸即成。早晨空腹食用。每7～10天为一疗程,间隔5天再服。也可随意服用。美容功效:补气血,益肝肾,黑须发,驻容颜,防老祛皱。

6. 润肤驻颜汤

鹌鹑蛋10枚,草莓3个,桑寄生10克,红枣4枚,桂圆肉15克,淮山药12克,冰糖适量。制服法:将方中中药加水1 600毫升煮1小时,去渣留汤,再加入煮熟的鹌鹑蛋和剖开的草莓,加冰糖,水煮10分钟即可。此方能补血活血,润肤除皱。说明:在无草莓的季节,亦可加入适量的莲子,或芡实,或枸杞果等。方中的鹌鹑蛋有"动物人参"之称。

7. 猪肤米粉膏(《蜂蜜治病养生680方》)

猪肤60克,米粉15克,蜂蜜30克。先将鲜猪皮去净毛洗净,用文火煨炖成浓汁,再加入蜂蜜、米粉熬成膏状,每次空腹服用10克,日服3~4次。此方滋润肌肤,以皮补皮,可以延缓皮肤衰老,减少皱纹。适用于皮肤粗糙、面部有皱纹者。

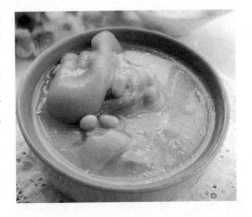

【其他】

米团除皱法

当家中香喷喷的米饭做好之后。挑些比较软的,温热又不会太烫的米饭揉成团,放在面部轻揉,把皮肤毛孔内的油脂、污物吸出。直到米饭团变得油腻污黑,然后用清水洗掉。这样可使皮肤呼吸通畅,减少皱纹。

❋ 润肤白面

【中药治疗】

1. 内服

(1) 隋炀帝后宫面白散

组成:陈皮30克,南瓜子30克,桃花40克。

制服法:三物捣筛,食后酒服1克。

功效:祛淤活血,令身面皆白。

(2) 当归饮子(《证治准绳》)

组成:当归10克,芍药10克,川芎6克,生地黄15克,白茯苓12克,荆芥10克,防风12克,何首乌15克,黄芪20克,甘草3克。

制服法:水煎,饭前服,每日2~3次。

功效:养血祛风,主治血虚风燥之皮肤粗糙起屑,瘙痒。可使皮肤光滑细腻,面色红润,不易起皱。

（3）麻杏苡甘汤（《金匮要略》）

组成：麻黄9克，杏仁9克，薏苡仁30克，炙甘草3克。

制服法：水煎，饭前服，每日2～3次。

功效：祛风除湿，治疗皮肤粗糙而黑，可使皮肤细腻白净。

（4）体弱容颜无华方

组成：野菊花、麦冬、枸杞子、白术、熟地黄、石菖蒲、远志各30克，茯苓35克，人参15克，肉桂12克，何首乌25克，白酒1 800毫升。

制服法：将上药共研捣成粗末，用细纱布袋装，扎紧口放入坛内，倒入白酒，加盖密封5～7天取出药袋去渣，备用。每天早晚各1次，每次服用10～15毫升。

功效：补益精血，适用于精血不足，身体衰弱，容颜无华者。

（5）养血驻颜皮肤老化方（《长生食物和药物》）

组成：柚子5个，地黄、当归、芍药各40克，蜂蜜50克，白酒3 500毫升。

制服法：将柚子拭干，切成2～3厘米大的块，同上药一起装入罐内，加入白酒，浸泡60天，过滤去渣，即可饮用。每日1次，每次20～30毫升。

功效：养血驻颜，适用于皮肤色素沉着，皮肤老化，面部有痤疮者。

（6）经血不调面黄褐者方（《中国食品》）

组成：槟榔、陈皮各20克，青皮、玫瑰花各10克，砂仁5克，冰糖适量，黄酒1 500毫升。

制服法：将上药共研捣成粗末，装入纱布袋内，扎紧袋口，放入陶瓷容器内，加入黄酒，用文火煮30分钟，加入少量冰糖，取出药袋，药酒装瓶贮存备用。每日2次，每次服用20毫升。

功效：疏肝解郁，适用于气郁面色黄褐或有黄褐斑者，及食欲不振、月经不调者等。

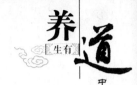

（7）养血润肤白面方

组成：龙眼肉 250 克，枸杞子 120 克，当归、菊花各 30 克，白酒 2 500 毫升。

制服法：将白酒放入坛内，将上药装入纱布袋内，扎好口，入酒坛内浸泡 30 天即可饮用。每天早晚各 1 次，每次服 10～15 毫升。

功效：养血润肤，滋肝补肾，美容健身

（8）活血补血益颜白面方（《串雅内篇》）

组成：白鸽 1 只，血竭 30 克，桃仁 50 克，白酒 1 000 毫升。

制服法：白鸽去皮、去内脏，洗净后，将血竭放入白鸽腹中，用针线缝合好，用白酒煮熟，取后待温备用。取鸽肉分 2 次食用，药酒每日 2 次，每次 10～15 毫升。

功效：活血行淤，适用于气血两亏者，面肤暗黑、容颜憔悴，及皮肤粗糙、消瘦的人。

（9）升麻白芷汤

组成：升麻 9 克，防风 9 克，白芷 9 克，芍药 1 克，苍术 1 克，黄芪 3 克，人参 3 克，葛根 12 克，甘草 1.5 克。

制服法：将上药锉一剂，加水 500 毫升。煎时加生姜 3 克，大枣 3 克，浓缩至 300 克。每天服用 2 次。

功效：补中升阳，祛风燥湿，白面驻颜。

2. 外用

（1）令手面润泽方

组成：猪胰一具（细切），白芷 30 克，桃仁 30 克（浸泡去皮），细辛 30 克，辛夷 60 克，冬瓜子 60 克，瓜蒌仁 60 克。

制用法：以上药研碎，以好酒 1 000 毫升煎之，待白芷色黄，滤去药渣，更煎成膏。

功效：涂手面，可以润泽皮肤、保护皮肤。

（2）利汗红粉方

组成：滑石 500 克（水飞过），紫粉 9 克，轻粉 15 克，麝香少许。

制用法:以上药物,共研极细末,以其粉如肉色为度。

功效:敷面,可以美化面容,使皮肤白润细腻。

(3) 永和公主洗面药

组成:鸡骨香90克,白芷、川芎、瓜蒌仁各150克,皂荚300克,大豆、赤小豆各250克。

制用法:将皂荚用火炮后去皮筋,与其他药混合,共研细末,筛去豆壳备用。用药粉洗脸,早、晚各一次。

功效:祛风活血,润肤泽面。

(4) 隐居效验方(《肘后备急方》)

组成:乌贼骨60克,细辛60克,瓜蒌60克,干姜60克,花椒60克。

制用法:上列诸药切碎,以醋浸3日,再以炼牛髓1 000克煎之。醋之水气尽即成,用以涂面。

功效:温通经脉,祛风除湿,可防治皮肤疾患而令额面光泽。

(5) 白雪膜(《备急千金要方》)

组成:新鲜鸡蛋3个

制用法:以上3个鸡蛋浸于酒中,密封20～30日后,取蛋清卧前敷面,次晨用清水洗去。1周1次。

功效:润肤,白面,减皱。

(6) 羖羊腔骨方(《肘后备急方》)

组成:羖羊腔骨,鸡子白

制用法:取羖羊腔骨捣细如白面,每晚临睡前以鸡子白调和,用清水洗脸后,均匀涂面上,第二天早晨以小米水洗去。若无小米水,用温水亦可。

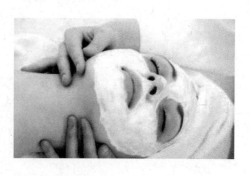

功效:增白润肤,疗人面体粗黑,肤色粗陋,皮厚状丑。

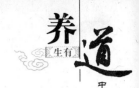

【按摩治疗】

1. 乌发白面法(《千金翼方》)

(1) 轻轻摩擦两耳,牵拉耳朵及头发。

(2) 从上向下摩洗面部十四次。

2. 润肤按摩法

(1) 食指指腹轻轻地按晴明穴,不离开肌肤的情况下连续按压六下。

(2) 用食指指腹轻轻地按承泣穴,不离开肌肤的情况下连续按压六下。

(3) 用食指指腹轻轻地按瞳子髎穴,不离开肌肤的情况下连续按压六下。

(4) 用食指指腹轻轻地按太阳穴,不离开肌肤的情况下连续按压六下。

(5) 用食指指腹轻轻地按迎香穴,不离开肌肤的情况下连续按压六下。

(6) 用食指指腹轻轻地按夹车穴,不离开肌肤的情况下连续按压六下。

(7) 用食指指腹轻轻地按地仓穴,不离开肌肤的情况下连续按压六下。

(8) 食指指腹轻轻地按承浆穴,不离开肌肤的情况下连续按压六下。

【气功治疗】

1. 润颜功

方法：静坐运气，气血通畅，待两手心发热及面部发热时，以手掌擦面，自上而下，可使皮肤润滑。将晚间运气所得之津液（唾液）擦面，次晨洗去，令面色生辉。运气之津液为气血之精华，用其擦面，功效非凡。运气后，用手指按摩面部穴位，如：太阳、睛明、四白、迎香等，每次按摩36下。

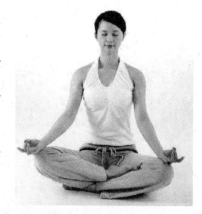

作用：以上穴位是面部的美容穴，常按摩会使面部红润，肌肉丰满，对增强皮肤弹性有较好的疗效。

2. 童面功

方法：自然盘坐，思想集中，排除杂念，双手掌放在膝盖上，上体端正，双目微闭，舌舐上腭，意守丹田，呼吸要细、匀、深、长。用意念将气血引导到丹田处。丹田有四个部位：两眉之间谓上丹田；心窝处谓之中丹田；脐下小腹谓之下丹田；命门谓之后丹田。以意领气，口里默念：上丹田，中丹田，下丹田和后丹田。气血可随着意念沿任督两脉循行到四个丹田部位。循行一圈为1次，如此反复领气回数18次。

作用：可使气血两盛，精力充沛，面如童颜。

【刮痧治疗】

1. 腧穴

督脉：百会、大椎、命门、腰阳关，瞳子髎、阳白、承泣、足三里、丝竹空、血海、中脘、曲池、合谷穴。

随症加减：如果出现血淤的症状加血海、三阴交，用泻法（重的刮拭手法）；气血亏虚加脾俞、胃俞，用补法（轻的刮拭手法）。

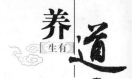
2. 刮拭方法

（1）受术者采取坐式或平卧式，两目闭合，术者立于受术者头上或头后，热毛巾擦洗病人被刮部位的皮肤，然后在要刮拭的部位和经穴上涂红花油或其他介质，先从其眼目、鼻旁、口角、两耳等处分刮，然后合刮脸面部。主穴用泻法，配穴用补法，阿是穴即皱纹局部。

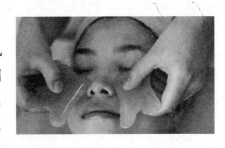

（2）分部刮拭

○眼目：受术者闭眼，术者用刮板边角对着两眼上睑。从内眼角向外眼角轻轻刮摩 10～20 次。

○鼻旁：术者用拇指按住鼻孔侧面，左右轮换。用刮板边角刮摩两侧迎香穴处，左右分别 10～20 次。

○口角：术者以刮板边角沿着口角四周，分别轻轻刮摩。其上下左右分别刮摩 10～20 次。

○两耳：术者以刮板边角刮两耳之前方耳门上，从上到下刮摩，左右两耳分别刮摩 10～20 次。

○脸面：用刮板平刮，由眼目朝下，或是由鼻、口角向外耳处刮，反复操作 10～20 次完毕。

【药膳】

1. 麦门冬粥（《饮食辨录》）

取麦门冬 15～20 克，加水煎煮取汁，去渣，入粳米 60 克煮粥，沸后加入冰糖适量。每晚食用。说明：此方亦可改用鲜百合。

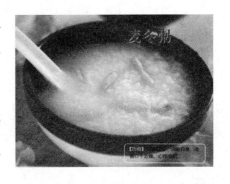

功效：滋阴益肺，生津润肤，可防治皮肤粗糙，易发生破裂者，对干性皮肤者久食有效。

2. 珠玉二宝粥(《医学衷中参西录》)

取山药 60 克、薏仁 60 克捣成粗渣,煮至烂熟,再将柿霜饼 24 克切碎,调入溶化。早晚各食 1 次。

功效:清补脾肺,甘润肌肤。

3. 莲子龙眼汤

莲子、芡实各 30 克,薏苡仁 50 克,龙眼肉 8 克。加水 500 毫升,微火煮 1 小时即成,加少量蜂蜜调味,1 次服完。

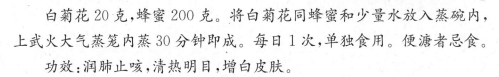

功效:益气补血,白面润肤。

4. 白菊蒸蜜

白菊花 20 克,蜂蜜 200 克。将白菊花同蜂蜜和少量水放入蒸碗内,上武火大气蒸笼内蒸 30 分钟即成。每日 1 次,单独食用。便溏者忌食。

功效:润肺止咳,清热明目,增白皮肤。

5. 增白玉容粉

西瓜仁 250 克,桂花 200 克,橘皮 100 克。将以上 3 味共研细末,饭后用米汤调服。每日 3 次,每次 3 克。

功效:增白益颜。

6. 枸杞炒瘦肉

枸杞子 10 克,瘦猪肉 250 克,莴笋 100 克,猪油、盐、料酒、味精、香油、酱油、湿豆粉、生姜、葱白、肉汤、糖各适量。将枸杞子用温水洗净,猪肉洗净,切成丝,用湿豆粉、盐、料酒、酱油、白糖调好;莴笋去皮,洗净,切成丝;生姜、葱洗净切成丝。锅烧热,下入猪油,放入肉丝炒散,再放入笋丝、姜丝、葱白翻炒,倒入肉汤,加入枸杞子同煮熟,淋上香油,点味精即成。

功效:祛斑增白。适用于面部黑暗或有黑斑者。

7. 姜枣茶

生姜 200 克,大枣 200 克,盐 20 克,甘草 30 克,丁香、沉香各 30 克。将以上材料共捣成粗末和匀,每天早晨取 5~10 克。沸水泡 20 分钟即可代茶饮用。

美容功效:此方长期服用可使容颜红润,肌肤光滑。

8. 脊肉粥

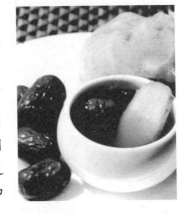

猪脊肉 60 克,粳米 90 克,食盐、香油、川椒末各少许。将瘦猪脊肉洗净,切成小块,用香油烹炒一下,再加入粳米煮粥,待粥将成之时,加入调味品食盐、川椒、香油,再次煮沸即可。早晚空腹食用。

功效:补中益气,润肤美容。

【其他】

在一些美容方法中,还常常加入一些能直接滋养皮肤,化妆美容的药物,如羊乳、牛乳、人乳、猪脂、白面粉、白石脂、杏仁、桃仁、绿豆、蜂蜜、猪胰、紫草、鸡蛋清、冰片、醋等,直接涂敷于面部,可以起到润肤增白,红颜减皱,嫩肤香肤,细面防裂等保健、化妆美容效果。方如半年红方、羊髓膏、红玉膜、洗面玉容丸、玉容粉、白玉散等。

✳ 悦容增颜

【中药治疗】

1. 内服

(1) 牛乳丸

组成:黄牛乳 250 克,生姜汁 120 克,白茯苓、人参各 15 克,花椒少许。

制服法:将人参、白茯苓、花椒研为细末,以生姜汁和牛乳煮熟,入花椒末及人参、茯苓末,熬成膏,为丸,如梧桐子大。每服 20 丸,温开水下,每日 3 次。

功效:开胃健脾,红颜悦容。

(2) 令好颜色方(《千金翼方》)

组成:白瓜子 1.5 克,白杨皮 0.9 克,桃花 30 克。

制服法:将上药研为散,用开水送服,每次3克,每日3次。

功效:利湿活血,白面红颜,适于痰饮、淤血所致容颜晦暗无泽者。

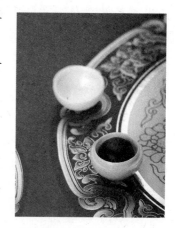

(3)纯阳红妆丸(《普济方》)

组成:补骨脂、胡桃肉、葫芦巴各120克,莲子30克。

制服法:诸药共研细粉,以酒相拌为丸,如梧桐子大。每服30丸,空腹以酒送下,每日1次。

功效:温肾助阳,悦泽容颜。

(4)苏东坡须问汤(《遵生八笺》)

组成:干姜6克,红枣(干用去核)2 000克,白盐(炒黄)60克,炙甘草30克,丁香1.5克,木香1.5克,陈皮(去白)适量。

制服法:上7味共捣如泥,瓶装备用。每次煎服不拘量。

功效:温养脾胃,补益气血,用于脾胃虚寒,气血不足,面色㿠白,口唇枯萎,形体消瘦,脘腹隐痛,喜温喜按,纳少便溏。

(5)归脾汤(《济生方》)

组成:白术9克,茯神9克,黄芪12克,龙眼肉12克,酸枣仁12克,人参6克,木香6克,炙甘草3克,当归9克,远志6克。

制服法:上研粗末,每次12克,加生姜6克,大枣3枚,水煎服。

功效:补脾养心,安神悦容。精神疲惫,心悸失眠,记忆力下降,眼轮振跳,口唇色淡,爪甲薄脆,毛发稀疏黄软,月经过多,舌淡脉弱。

(6)八仙丸(《寿亲养老新书》)

组成:泽泻90克,牡丹皮90克,附子90克,茯苓60克,肉桂60克,生地黄240克,山茱萸120克,山药120克。

制服法:上药,除肉桂外均焙干,研为末炼蜜丸,如梧桐子大。每天早晨空腹用温酒或盐开水下30丸。

功效:补益脾肾,益容颜,阴阳两虚者均可服用。

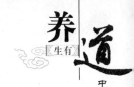

(7) 神仙延年除风散(《圣济总录》)

组成:白术、野菊花、白茯苓、天冬各 60 克,天雄 30 克。

制服法:将上药捣为细散,每次温酒调服 6 克,每日 2 次,早晚食前空腹服。方中天雄为附子之形长而细者。

功效:补肺、脾、肾,延年驻颜,且祛风燥湿,可防治风湿之邪侵袭所致皮肤疾患,祛除皮肤之粗糙脱屑,保持或恢复光泽。

(8) 菊花延龄膏(《慈禧光绪医方选议》)

组成:鲜菊花瓣适量

制服法:用水熬透,去滓再熬,熬至浓汁为止。然后兑少量炼蜜收膏。每次 12～15 克,白开水冲服。

功效:润泽肌肤,容颜不衰。

2. 外用

(1) 杨太真红玉膏(《鲁府禁方》)

组成:杏仁(去皮)、滑石、轻粉各等份。

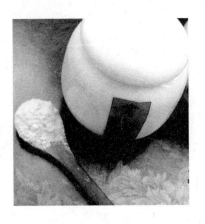

制用法:将上三味研成细末,蒸过,加入少许冰片、麝香,然后用鸡子白调匀即成。每天早上洗脸后用膏药薄薄地涂一层在脸上。

功效:令面色红润而有光泽,十天后颜如红玉。

(2) 面脂(《太平圣惠方》)

组成:杏仁(汤浸去皮)60 克,白附子 90 克,密陀僧、铅粉各 60 克,白羊髓 75 克,珍珠末 30 克,白鲜皮末 30 克,鸡子白 35 克,酒 240 毫升。

制用法:上药先以杏仁入少量酒,研如膏,又下鸡子白研 100 遍,又下羊髓研 200 遍,后以诸药末纳之,后渐渐入酒,令尽,都研令匀,于瓷盆中盛。每夜以浆水涂面,拭干涂之。

功效:治面上诸疾,黑疮刺,令白净如玉面脂方。

（3）令面悦泽光润方（《备急千金要方》）

组成：黄芪、白术、白蔹、玉竹、土瓜根、商陆、蜀水花、鸬鹚屎、鹰屎白各 30 克，防风 45 克，白芷、细辛、青木香、川芎、白附子、杏仁各 60 克。

制用法：将上药研为末，以鸡蛋清作调，阴干。在石上研之，夜晚以浆水涂面，次晨用水洗净。

功效：养皮肤，灭瘢痕，去粉刺，除皮干黯，脱茸毛，令面悦泽。

（4）半年红

组成：新鲜鸡蛋 1 个。

制用法：取新鲜鸡蛋 1 个，去黄留清，加入胭脂和少许硇砂，用纸密封，与其他鸡蛋同让母鸡孵化，待蛋出雏鸡时取出，贮瓶备用。卧前敷面，半小时或次晨温水洗去，1 周 1～2 次。

功效：活血通经，润肤红颜。

（5）红玉膜

组成：新鲜鸡蛋 1 个，朱砂 30 克。

制用法：鸡蛋去黄，将朱砂末放入鸡蛋内，封固其口，与其他鸡蛋同时给母鸡孵化，待蛋出雏鸡时；取出这个蛋清，密贮瓶中备用。每日晨起洗脸后，涂于面部或患处。

功效：润肤去皱，红颜美容。

（6）千金翼面膏

组成：香附 30 克，白芷 30 克，茯苓 30 克，零陵香 60 克，麝香 15 克，白蜡 240 克，蔓菁油（无即猪脂代之）60 克，牛髓 300 克，羊髓 300 克。

制用法：上药切，以油、髓微火煎五物，令色变，去滓，纳麝香，研千遍，凝用。澡豆洗面后涂敷之。

功效：令人面色悦泽，如桃花光。

（7）崔氏澡豆

组成：白芷 210 克，川芎 150 克，皂荚 120 克，玉竹 150 克，白术 150 克，蔓荆子 6 克，冬瓜子 150 克，栀子 9 克，瓜蒌仁 9 克，豌豆 90 克，猪脑 3 克，桃仁 30 克，鹰屎白 15 克，商陆 90 克。

制用法：桃仁去皮，商陆细锉。诸药捣末，其冬瓜仁、桃仁、栀子、瓜

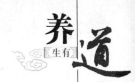

蔤仁别捣如泥,其猪脑、鹰屎白合捣,然后下诸药,更捣令调,以冬瓜瓢汁和为丸。每洗面,用浆水,以此丸当澡豆,用后傅面脂,如常妆饰。朝夕用之,亦不避风日。

功效:悦面色,如桃花,光润如玉,急面皮,去肝黯粉刺。

(8)千金面脂

组成:白芷、冬瓜子、商陆、川芎各90克,玉竹、细辛、防风各45克,当归、藁本、蘼芜、土瓜根、桃仁各30克,木兰皮、辛夷、甘松香、麝香、零陵香、白僵蚕、白附子、栀子花各15克,猪胰3具。

制用法:土瓜根去皮,猪胰切,水渍6日,欲用时以酒接取汁渍药。上药薄切,绵裹,以猪胰汁渍一宿,平旦以煎,猪脂180克,微火三上三下,白芷色黄膏成,去滓,入麝,收于瓷器中。取涂面。

功效:悦泽人面,耐老。

【按摩治疗】

1. 按摩法一

(1)先用指腹之力将上下眼皮撑开,再轻柔地以轻弹的手法将眼霜涂在肌肤上,加快渗透力。

(2)再运用手腕的热力,轻压眼眶位置,维持1分钟,利用热力加强眼霜的渗透。

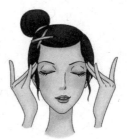

每天花数分钟时间,为眼部进行深层按摩,不但可加强眼部循环,更可达到消肿去纹的效用。

2. 按摩法二

(1)先以无名指于眉头对下位置按压。

(2)再轻按瞳孔位,但不要用力。

(3)将重心移向眼头对下位置。

(4)运用拇指轻压鼻梁两旁位置,有助舒缓压力。

(5)再轻按太阳穴,为整套按摩法作结。

【气功治疗】

1. 驻颜诀

（1）行、立、坐、卧姿势随便，面带微笑。似笑非笑，意守丹田如前，想象将朝霞或红日之精华吸入，随口中津液缓缓咽入丹田，略停片刻，再呼气。如此吸气九次，呼吸任其自然，想象日精在丹田聚成红日来回旋转，光芒四射，温暖无比，越来越大，越红，越热，烧遍全身，气血沸涌。

（2）想象火球从丹田上升至胸中膻中穴（两乳中间），一分为二，沿手臂缓缓流向劳宫穴（掌心）轻轻抬起双手，掌心向面部，照得光彩红润，目视劳宫穴来回拉动手掌 9 次，再想象红球沿原路回到下丹田，双手轻轻放下。

（3）两手搓热，如不热，哈气至手或涂唾液再搓，然后罩住面部，热熨面部，不觉热时，开始浴面，从鼻侧向下摩至下颌，从口角转向上，往复擦 24 次；再拇指抵太阳穴，余四指分摩额头 24 次；再顺手用鱼际揉擦眼角鱼尾纹 24 次。全身放松。

（4）回忆自己童年天真可爱的面容，或想象自己面容变成自己爱慕喜爱的娇美红润细嫩，明洁如玉，自己也更神清气爽，怡然自得，约 5 分钟。

（5）两手拇指鱼际搓热，擦鼻两侧 18 次，再用拇食指夹住鼻梁骨上部轻轻捏压 9 次，再按揉鼻翼两侧迎香穴 36 次。

（6）两拇指指背搓热，擦眼睑 18 次，擦眉 18 次，拇食指按睛明、瞳子髎（眼眶内、外眼角）18 次，鱼腰、承泣（上下眼眶中点）18 次，攒竹、丝竹空（眉头眉梢）18 次，闭目，转眼珠左右各 18 次。

（7）食指点耳门（即压耳屏盖住外耳道）18 次，拇食指擦耳轮 18 次（发热为度），鸣天鼓 48 次（食指弹枕骨）。

（8）双手指梳头从前向后向前 18 次。

（9）叩齿 36 次，搅海 36 次，漱津 36 次，吞津 3 次。

（10）漱津 36 次，吞津 3 次，以意气送至下丹田。

爱美之心人皆有之，故此功适用于男、女两性，美应是形神兼备的，

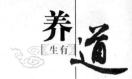

内在美的神韵更具有永恒的魅力。这只有气功的调心炼意，才能做到，古代所谓性命双修，内外兼练。

作用：此功改善头面部血循环，改善五官七窍功能，中医所谓引清阳之气上升，使耳目聪明，面容红润，皱斑不生，固齿坚发。总之，改善了局部新陈代谢，故有美容抗衰老之效。

2. 驻颜功

第一节：全身放松，两脚合拢，手臂自然下垂，呼吸缓慢均匀，两眼平视前方，神态自然，心情舒畅，双手掌心向下，两臂徐徐上升，举至头顶后掌心向上，两手指尖相对。在两手上举的同时，展胸收腹，做深呼吸，吸气时要自然、均匀、深长；吸气后，两臂慢慢落下，放回原处，同时将体内浊气缓缓呼出，反复做6次。

第二节：两手下垂，置于双膝内侧合掌；俯身屈膝下蹲，膝盖夹紧双掌，然后两脚跟开始一抬一落，双掌来回摩擦，连续做12次。

第三节：直立，两腿并拢，两手掌抬起，分别挡住两眼；稍停，再以手掌根轻轻揉双眼12次，然后手掌挡着眼睛，眼珠左右旋转8次，再睁、闭8次；接着，用两手食指、中指、无名指按摩颜面几次，方法是双眉间的印堂穴向上按摩，再左右分开。

第四节：两脚分开，自然站立，两手掌心在胸前摩擦，然后捂着面部两颊处，上下按摩18次，然后用食指、拇指捏鼻10次，再按鼻两侧迎香穴6次，共做3遍。接着双手捂住嘴，拇指托着腮，食指尖按迎香穴；最后，大张口吐舌16次，叩齿21次。

第五节：双手搓热，用两手指腹，从颜前发际向后梳21次，梳发时，指腹稍用力搓头皮；最后，用左手掌在颈后左右按摩8次，再换右手按摩8次。

作用：久练驻颜功五节的人，皮肤美白柔润，富有光泽弹性，还能除皱祛斑，不仅美化自我，而且有保健养生的作用。

3. 回春功

第一步，预备。两脚分开与肩同宽，双手自然下垂，头正背直，膝微屈，五趾抓地，舌抵上腭，两目视而不见，调匀呼吸，意守丹田3～5分钟。

第二步，提肛运气。逆腹式呼吸法，吸气时舌抵上腭，缩颈、耸肩、收胸、收腹提肛。同时慢提脚跟，足尖着地。运气沿督脉上行至顶。呼气时松肛、全身放松、足跟落地，运气沿督脉下至丹田，共8次。运气上行时。意念不可太重，若无气感，意至即可，不可再随意增加次数，高血压患者，意守丹田或涌泉，不运气上行。

第三步，八字运肩。全身放松，自然呼吸，以腰为轴，肩部呈八字运转，男先左转，女先右转，左右各81次，或8的倍数。量随自身实际情况而增加。

第四步，圆档振桩。两脚之间比上肩略宽，两腿微用力内收。两腘微微内叩，呈圆档势，呼吸自然。微闭双目，咬肌放松。少腹为忍大便状，以膝之微屈微伸，引动躯体上下振动，牙齿微微叩击，略略作响，阴部任其振荡开合，每次5～30分钟，或据自身身体情况增加时间。此功每日早晚行练1次。

【刮痧治疗】

抗衰老、养颜的方法很多，但从脾来着手是很不错的选择，中医讲脾胃乃后天之本，脾的工作之一是将食物中的精华输送到全身，脾脏运化功能正常，则不但肌肉壮实，四肢有力，而且皮肤弹力很好，脸色红润。脾的工作之二是脾"开窍于口"，"其华在唇"。脾能健运，则气血充足，口唇红润光泽。所以，要想抗衰老、养颜，脾的功能好坏很重要。

刮痧部位主要是脾经三个重要穴位：

（1）血海：归聚之处为海，本穴为脾血归聚之海，犹如江河百川归于大海，又主治血症，故而得名。本穴在髌骨内上缘上2寸，当肌四头肌内侧头的隆起处，属足太阴脾经，刺激血海可治疗皮肤干燥。皮肤干燥多由血虚生风或血行不畅、淤滞经络所致，刺激血海可补血行滞，血足脉通，阴阳调和，皮肤干燥自止。

（2）阴陵泉：突起为陵，本穴旁的胫骨内侧髁高起如"陵"，髁突之下的凹陷有如深泉，与阳陵泉相对，故而得名。本穴在胫骨内侧髁下缘凹陷处，是足太阴脾经的合穴，合穴在五行中属水，水穴与肾与膀胱的水液代谢有关，刺激阴陵泉有促进脾、肾、膀胱运化输布水液之功，可保持皮肤湿滑。

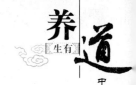

（3）三阴交：三阴交是脾、肝、肾三条阴经的交会之所，故而得名。本穴在内踝骨高点上3寸，胫骨内后缘处，属足太阴脾经，具有运转气机、补益气血、健脾利湿、舒肝补肾之功效。对面色无华有很好的改善作用。

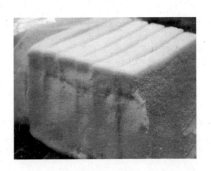

操作方法：以上三个穴位可进行刮痧和留罐；并用砭石刮痧板棱角点按。点按穴位时一定要让受术者有酸、麻、胀、痛的感觉，方才有效。

【药膳】

1. 白雪糕

山药100克，芡实50克，莲子50克，糯米1 000克，白糖50克。将山药、芡实、莲子、糯米磨成细粉，加水适量，揉成粉团，做成糕。将糕上笼，用武火蒸25～30分钟，熟透，加入白糖即成。每日一次。

功效：补脾胃，美容颜。

2. 美容粥

黄豆100克，芝麻（炒焦研末）20克，油、盐适量。黄豆洗净，加清水适量煮粥，加入芝麻粉、油、盐即可。每日1次，当点心服。

功效：滋润皮肤，延年益寿。

3. 淡豆豉鸡蛋饼

淡豆豉60克，鸡蛋清5只，面粉、葱、姜、精盐各适量。将鸡蛋清和面粉拌和制成饼状。淡豆豉加水适量，上文火煮取浓汁，放入蛋清面饼中，加入葱、姜、精盐，烙熟即成。

功效：扶正健脾，防老抗衰。

4. 红颜酒

核桃仁、小红枣各 60 克，杏仁、酥油、白蜜各 30 克，白酒 1 500 克。先将白蜜、酥油溶化，倒入酒中和匀，然后将前三药放入酒内密封，浸泡 21 天即可饮用。每次 12 毫升，1 日 2 次。说明：阴虚火旺，容易上火者忌服。如不善饮酒者可稀释后饮用。

功效：补益气血，滋养皮肤，红润颜面。

5. 治容颜憔悴方（《蔬果美容养生 750 方》）

红枣 10 克，桂圆肉 20 克，小米 50 克，老南瓜 200 克，红糖 30 克。将老南瓜洗净，切成小块，与红枣、桂圆肉、小米一起煮成稀粥，加入红糖再煮片刻。每日一剂，分 2 次服用。

功效：滋补肝脾，养血红颜。

祛 斑

❋ 概述

雀斑是一种发生在皮肤日晒部位的淡褐色或深褐色小斑点。其特点是皮损多为针尖至芝麻粒状的棕褐色斑点，数目不定，互不融合。始发于学龄前儿童，少数至青春期发病，女多于男，多伴有家族病史。因皮损外观似雀卵上的斑点，故称雀斑，又名"雀儿斑"、"雀子"、"雀子斑"。现代医学亦称本病为"雀斑"。

黧黑斑是指颜面出现不规则片状黄褐色或淡黑色斑块，平摊于皮肤之上，抚之不碍手的一种损害容貌、影响美容的皮肤病。其特点是皮损常对称分布，冬日减轻，夏天加重，病程相对缓慢，病变时间较长。本病多见于孕妇或经血不调的妇女，男子及未婚女子亦可罹患。部分患者可伴有其他慢性病。

黄褐斑，又称肝斑，是黧黑斑的一类。本病多见于青春期以后的妇女，男性也可发生。黄褐斑主要分布前额、面颊、鼻两侧及口周围等处，

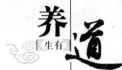
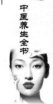

皮疹呈浅褐或褐色,且对称性分布,界限清楚,形似蝴蝶,因此,又称蝴蝶斑。本病病因尚不十分清楚,可能与女性内分泌失调(如月经不调)、妊娠、受冻或日晒有关,有时可见于肝病及慢性病(如结核、贫血、慢性盆腔炎等)患者。

❋ 中药治疗

1. 外治

(1) 玉容散(《医宗金鉴》)

组成:白牵牛、团粉、细辛、白术、僵蚕、茯苓各60克,鹰粪白、白丁香各30克,荆芥、防风、独活、羌活各15克。

制用法:上药共研极细粉末,每用少许,以水或用蛋清调浓。搽面上,30分钟以后洗去,1日2次。

功效:主治黧黑斑。

(2) 雀斑方

组成:僵蚕、细辛、黑牵牛。

制用法:取以上三味药各等份,去杂质,黑牵牛研碎去壳,三药共研细末,每晚临睡洗脸后以粉涂面,20分钟后用温水洗净。

功效:主治雀斑。

(3) 白面方

组成:牡蛎90克(烧为粉),土瓜根30克,白蜜适量。

制用法:先将牡蛎、土瓜根研为细末,然后用蜜调和。每晚用以涂面,早晨用温水洗去。

功效:使皮肤白皙。

(4) 白蔹脂方(《外台秘要》)

组成:白蔹、白矾、赤石脂各0.5克,杏仁0.25克(去皮尖)。

制用法:将以上所有的药材筛选成粉末,加上蛋清敷脸,晚上涂面,次日用水洗净。1周2次。

功效:清除面部角质,有亮白肌肤的效果。

（5）退斑方（《肘后备急方》）

组成：白术。

制用法：将白术浸入米醋中，7天后用浸泡过白术的醋搽有雀斑的面部。

功效：天天搽拭，日久可以退雀斑。

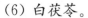

（6）白茯苓。

制用法：研细末，白蜜调膏外敷。

（7）樱桃枝、浮萍、皂荚、白梅肉。（《本草纲目》）

制用法：用樱桃枝研末，同浮萍、皂荚、白梅肉研和，每日洗面，日久奏效。

功效：适用于面部雀斑、黑斑、褐色斑等。

（8）白牵牛。

制用法：研细末，鸡蛋清调膏外涂。

（9）白附子、白芷、滑石各6克，绿豆粉250克。

制用法：研末和匀，每日早晚洗脸后搽抹。

（10）桃仁、冬瓜子各等份。

制用法：研细末，白蜜调匀，晚上睡前外敷于面部，次日洗去，日久见效。

（11）杏仁30克。（王海堂《中医美容》）

制用法：捣烂，鸡蛋清适量，二者混合调匀，每晚睡前涂搽患处，次日清晨用白酒洗掉，直至斑退。

（12）桃花、杏花各10克。

制用法：在桃花、杏花开放季节，取新鲜桃花和杏花各10克，用水浸泡。浸泡水用于洗脸，每天一次，连续使用至花期止。

功效：能消除脸部雀斑。

（13）杏仁、云母粉、牛乳。（《太平圣惠方》）

制用法：上药混合调制成脂，每晚临睡前涂面。

功效：能消除面部斑点。

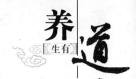

(14) 白附子 50 克,白蔹、白芷、密陀僧、赤茯苓、铅粉各 25 克。

制用法:共研细末,临睡前以牛乳汁和匀涂之。

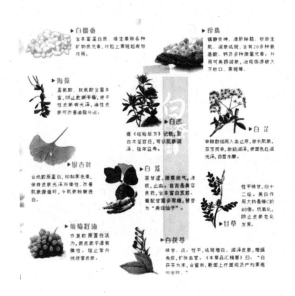

2. 内服

(1) 绿豆 30 克,赤小豆、百合各 15 克。

制服法:水煎服。

(2) 桃花、冬瓜子各 80 克,白杨柳皮 40 克。

制服法:共研细末,每服 1 克,用温酒送下,每日 3 次。

(3) 绿豆衣 30 克,羌活 6 克,防风 6 克,白附子 6 克,川芎 6 克,红花 6 克,凌霄花 6 克,生地黄 12 克,黄芩 12 克,山药 30 克,冬瓜子 30 克。

制服法:水煎服。

(4) 黄芪 30 克、党参 30 克、鸡血藤 30 克、当归 15 克、麦门冬 15 克、五味子 15 克、桂枝 12 克、红花 10 克。

制服法:水煎服。

(5) 苍耳子

制服法:焙干研末,每服 3 克,于饭后米汤调下,每日 3 次。

（6）白桃花。

制服法：煎汤当茶饮。

（7）养血祛斑汤

组成：北沙参15克，酒白芍、当归、红花、香附、党参、白术、生地黄各10克，茯苓、川芎、木香各6克。

制服法：水煎服，每日3次，连服15天。

（8）美容祛斑汤

组成：白芷、白芨、白附子、白芥子、白芍、白术、白鲜皮、桃仁、红花、橘梗各10克。黄褐斑者加仙灵脾10克，外伤引起者加参三七3克。

制服法：上方水煎服，每日1剂，30剂为1疗程。

功效：祛斑，治黄褐斑。

✳ 按摩治疗

1. 黄褐斑按摩治疗

（1）由于内分泌增加（如经期垂体分泌的黑素细胞刺激素及卵巢分泌的黄体酮）所致者，可按摩足太阳膀胱经及有关穴位，如束骨穴（小趾爪甲外）、肝俞、心俞、肾俞、脾俞等穴，每穴按揉20秒钟；再由上而下推擦督脉5～10遍，最后，以脊柱为中线，用手掌分别向左右两旁推擦5～10遍来降低内分泌的过多分泌。

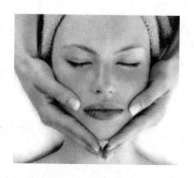

（2）由于肝失疏泄、情志不遂，或暴怒伤肝、思虑伤脾、惊恐伤肾所致者，可按摩足三阴经及有关穴位，特别是三阴交、血海、太冲等穴。一般每经按摩5～10遍，每穴按揉10～20秒钟。

（3）按摩面部。用2～4指指腹，对颊车、地仓、迎香、四白、鱼腰、上星、太阳等穴位进行按揉，上下往返移动10遍。

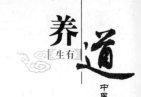

2. 妊娠雀斑

和妊娠有关的雀斑,在妊娠中或产后易出现。雀斑为茶褐色,轮廓清楚,多数是左右对称。

(1) 按擦膀胱经足跟外侧,由上而下刺激 5 次。

(2) 用拇指按压足小趾甲处束骨穴,每秒按 1 次,共按 5 次。

(3) 在背、腰中线部位,由上而下做经线刺激 5 次,再以脊柱为中线,左右分别向外用手掌或毛刷刺激 10 次以上。

3. 因肝功能减退产生的雀斑

以肥胖的人较多,是轮廓分界非常清楚的一种茶褐色雀斑,多数左右对称出现。

(1) 沿着足部肝经线,由下而上地按擦,用手掌或毛刷柔和地做局部刺激 5 次以上。

(2) 用拇指刺激双膝内侧的血海穴,每秒按压 1 次,共按压 5 次以上。

(3) 左右肓骨之间由上而下做经线刺激 5 次。然后,从经线向外侧做局部刺激 10 次以上。

(4) 用食指、中指、无名指的指腹部,沿面部先从下颏开始到双口角→双鼻侧→双眼球→额部→颊侧,周而复始地沿经线按擦 5 次以上。

(5) 右手做甩手运动,首先放松肩部,然后做甩手运动。甩手反弹向上时,右腕侧经下颏弹向左肩上部,然后再甩手向后,反复操作 10 次。

(6) 弯曲右手肘在腰胁处,手向肩操作为基本动作,平衡地向后滑退,做 10 次运动。

4. 瘙痒引起的雀斑

痒感引起的雀斑,以瘦人较多,这种雀斑无明显界限,多为茶褐色,由口周向外侧生长或者由外轮廓向脸内侧生长,还有些人由整个面部扩展到颈部,是一种顽固的皮肤病。主要由于肾上腺代谢功能失调所致。

(1) 沿足肾经,用手掌或毛刷由上而下做轻微的局部刺激 10 次。

（2）用拇指指腹按压三阴交穴10次。

（3）由肩骨之间起至腰部之间的脊背中线，由上而下做经线刺激10次。然后左、右双侧向外侧做局部刺激10次以上。

5. 青春期雀斑

在青春期前后发生的雀斑，多见于未完全发育成熟的女青年。

（1）按擦膀胱经，由上而下做刺激5次。

（2）由双大腿内侧向双脚跟部，用毛刷刺激10次。无毛刷时可用硬币代替。

❋ **气功治疗**

（1）取任何姿势，舌抵上腭，两目微闭，全身放松，鼻吸鼻呼气，心平气和，排除杂念，意守面部，意念面部光滑，褐斑消失。反复意念15分钟，每日早晚各练1次。

（2）道家驻颜润肤功

第一节：全身放松，两脚并拢，手臂自然下垂，呼吸缓慢均匀，两眼平视前方，神态自然，心情舒畅，双手掌掌心向下，两臂徐徐升起，举至头顶后掌心向上，两手指尖相对。在两手上举的同时，展胸收腹，做深呼吸；吸气时要自然，均匀，深长，吸气后两臂慢慢落下，回归原处。同时，将体内的浊气缓缓呼出。反复做6次。

第二节：两手下落，置双膝内侧合掌。俯身屈膝下蹲，膝盖夹紧双掌，然后两脚跟开始一抬一落，同时双掌来回摩擦。连续做12次。

第三节：直立，两腿并拢，两手合掌抬起，分别捂住两腿；稍停，再以掌根轻轻揉按双眼12次，然后手掌仍捂住眼睛，眼珠左右各旋转8次，再睁、闭8次；接着，用两手食指、中指、无名指按摩额部12次，方法是从双眉间的印堂穴向上按摩，再左右分开。

第四节：两脚分开，自然站立，两手掌心在胸前擦热，然后点按鼻两侧迎香穴6次，共做3遍。接着，两手捂住嘴，拇指托住两腮，食指点按迎香穴。最后嘴大张吐舌16次，扣齿21次。

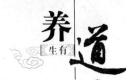

第五节：双手搓热，用两手指肚击打面部 1～2 分钟，然后两手搓热后揉摩身 16 次。再用两手十指的指肚从额前发际向后梳 21 次，梳发时指肚稍用力摩搓头皮，最后先用左手掌在颈后左右摩擦 8 次，再换右手摩擦 8 次。

✳ 刮痧治疗

1. 腧穴

（1）经外奇穴印堂、太阳、手太阳小肠经的颧髎以及足阳明胃经的大迎穴。

（2）足少阳胆经：阳白（双侧）。

（3）督脉神庭至素髎的局部一线。

（4）沿胃经承泣—地仓—颊车—下关—头维一线。

（5）督脉的大椎、手阳明大肠经的合谷、足阳明胃经的足三里。

2. 刮拭方法

（1）受术者先取坐位或仰卧位，术者进行头面部的操作过程，面部刮痧之前，应彻底清洁面部，不用或少用按摩油、刮痧油做润滑剂，分以下三个区域进行。

①刮拭印堂、太阳、颧髎和大迎。

②由督脉神庭至素髎一线按照由上至下的顺序进行刮拭。

③重点在双侧阳白穴进行刮拭。但要注意面部刮痧不可明显出痧，手法要轻柔，每次以面部发热或有轻微发红即可。

（2）受术者采取坐位或仰卧位，术者用热毛巾擦洗病人被刮部位的皮肤，均匀地涂上刮痧介质，沿胃经承泣→地仓→颊车→下关→头维一线，由上向下进行刮拭，然后重点在督脉的大椎，手阳明大肠经的合谷、足阳明胃经的足三里穴进行点揉或刮拭，在施术部位进行刮拭，以刮出出血点为止。每次每个部位刮拭

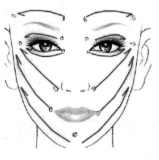

10 次左右。每周 1 次即可。

✳ 药膳

1. 养颜消斑汤

百合 30 克,白芷 10 克,香附子 10 克,白芍 20 克,糯米 20 克,蜂蜜 50 毫升。百合、白芷、香附、白芍、糯米等五味,加水 500 毫升,煮取汁 200 毫升;再加水煎,取汁 200 毫升。两次汁混合搅拌后,和入蜂蜜,调匀食用。

功效:养颜消斑,祛风除湿。本膳用白芍,柔肝敛肝;香附,疏肝理气;白芷,祛风养颜;百合,养肺滋阴;糯米,和中养颜;加上蜂蜜,可润肠泽肤。故此膳能防治黄褐斑。

2. 丝瓜络饮

丝瓜络 10 克,白茯苓 10 克,白僵蚕 10 克,白菊花 10 克,珍珠母 10 克,玫瑰花 3 克,红枣 10 克。上七味药,用纱布包裹后,放锅中加水适量,连煎 2 次,取汁 2 碗,分早、晚各饮 1 碗,或代茶频饮。

功效:健脾祛风,悦颜祛斑。

3. 桃花白芷酒

新开桃花 25 克,白芷 30 克,白酒 1 000 克。桃花、白芷浸酒,装瓶(没有大瓶子可分装成几小瓶)密封,勿令泄气,1 个月后,启用。每晚饮 1 小杯(约 20 毫升),同时可用少许搽面部。

功效:美容养颜,祛除黑斑。

4. 白鸭消斑汤

白鸭 1 只,生地 100 克,山药 200 克,枸杞子 30 克,调料适量。将白鸭去毛杂骨,洗净,用食盐、胡椒粉、黄酒涂抹鸭体内外,撒上葱姜腌 1 小时左右后切丁;山药切片。生地布包,置碗底,而后纳入枸杞、山药、枸

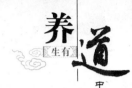

杞、鸭丁,上笼蒸熟服食,每周 2～3 剂。

功效:补益肝肾,养阴消斑。

5. 猪肾消斑粥

猪肾 1 对,薏苡仁 50 克,山药 100 克,大米 200 克,食盐适量。将猪肾去筋膜,洗净,切丁,加诸药,大米同加清水煮粥,食盐调味,分 2 次服食,每日 1 剂。

功效:补肾健脾,化淤祛斑。

6. 枸杞生地散

枸杞子 100 克,生地 30 克。将枸杞子、生地焙干、研末、混匀,每次取 10克,每日 3 次,用温开水或白酒适量冲服,连续 1 个月。

功效:补肝肾,去黑斑。

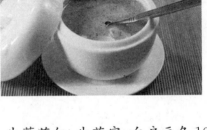

7. 健脾消斑粥

生山药 30 克,莲米、赤小豆各 15 克,生薏苡仁、生芡实、白扁豆各 10克,大枣 10 枚,大米 100 克。将诸药加水煎沸 40 分钟后,纳入大米煮粥,分 2 份,早晚分服,连续 1 个月。

功效:健脾疏肝,去脂消斑。

8. 黑白消斑散

黑木耳 10 克,白木耳 5 克。将二木耳共研细末,每次 5 克,每日 3次,蜂蜜水冲饮,连续 1 个月。

功效:消斑化淤,润肤滋肌。

9. 当归山楂茶

当归、山楂各 10 克,白鲜皮、白蒺藜各 5 克。将诸药同置杯中,冲入沸水,密封浸泡 10～20 分钟后代茶饮用,每日 1 剂,连续 1 个月。

功效:疏肝健脾,消斑化淤。

除 痘

❋ 概述

青春痘属痤疮,中医称"肺风粉刺",以生丘疹疙瘩如刺,破出白色粉汁而得名。起初如细小丘疹和脓疱,严重时伴有结节、囊肿、瘢痕、色素沉着。多长在面部,严重时可长在胸部、背部。粉刺、青春痘、暗疮均属痤疮范畴。

❋ 中药治疗

1. 外用

(1) 治面疮粉刺方(《集验方》)

组成:生菟丝子。

制用法:生菟丝子适量捣烂,纱布包,绞汁。药汁涂粉刺、面疮处。

功效:清热,治粉刺、面疮等。

(2) 白蔹膏(《圣济总录》卷一○一)

组成:白蔹、白石脂、杏仁(汤浸,去皮尖双仁,研)各15克。

制用法:上药共研为末,更研至极细,以鸡子白调和,稀稠为宜,用瓷盒盛。每临卧涂面上,明旦以井花水(清晨初汲的井水)洗之。

功效:主治面粉齄。

(3) 玉容粉(《清宫秘方大全》)

组成:绿豆、滑石各60克,玄明粉、白丁香、白附子、白芷、僵蚕各30克,朱砂4.5克,铅粉9克,冰片1.5克。

制用法:上药共研细末。以人乳调粉1.5克,每日早晚洗面后敷面上。如无人乳,可以蛋清兑水少许调之。

功效:祛风清热,润肤增白。

(4) 玉容丸(《外科正宗》)

组成:甘松、山柰、细辛、白芷、白蔹、白及、防风、荆芥、僵蚕、山栀、藁

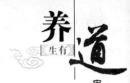

本、天麻、羌活、独活、密陀僧、枯矾、檀香、花椒、菊花各3克,大枣7枚。

制用法:上药共研为细末,用去净弦膜肥皂500克,同捣作丸。早、晚洗之,肌肤自然莹洁如玉,温润细腻。

功效:润颜悦色,治雀斑、酒刺及身体皮肤粗糙、肌肤瘙痒。

(5)添容丸

组成:轻粉、黄芩、白芷、白附子、防风各3克。

制用法:各为细末,蜜调为丸。每次洗面之时,用其搽抹数遍,临睡之时,又重复洗面搽抹。可以治疗粉刺。

功效:清除粉刺,使容颜变得更美好。

(6)颠倒散

组成:大黄、硫黄各3克。

制用法:调涂患处,每日2次,或每晚1次,次晨洗去。

功效:皮疹较多者。

(7)金黄膏

组成:天花粉、大黄、厚朴、姜黄、苍术、黄柏、白芷、天南星、甘草、凡士林。

制用法:以上十味,粉碎成细粉,过筛,用凡士林调成20%软膏搅匀,外敷,每日2次。

功效:脓肿、囊肿、结节较甚者。

(8)黄芪100克,地榆100克,土鳖虫100克,当归60克,丹参60克,大黄60克,白芷60克,银杏60克,槟榔60克,青蒿60克,皂角60克,冰片30克。

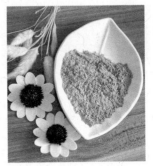

制用法:研极细末,与适量大豆粉混合,加基质调成稀膏。

2. 内服

(1)木兰散(《外台》卷三十二引《集验方》)

组成:木兰皮500克。

制服法:上1味,以三年醋浆渍之,百日取出,日中晒之,捣末。每服1克,1日3次。

功效:治酒渣鼻、黑斑、痤疮。

(2) 清肺活血法验方

组成：川芎 10 克，虎杖 15 克，山楂 20 克，大黄 10 克，桑叶 10 克，桑白皮 10 克，黄芩 5 克，石膏 15 克(先煎)，黄连 3 克，蝉蜕 10 克，白花蛇舌草 30 克。

制服法：每日 1 剂，水煎早晚分服。

功效：活血清肺，治痤疮。

✳ 按摩治疗

1. 因肠胃机能失调而引起的痤疮

(1) 用手掌或毛刷沿足部足阳明胃经，由上而下沿经络推擦 10 遍，并在足三里穴按揉半分钟，以胀为度。

(2) 用手指从腕至指端，沿手大肠经，手三焦经、手小肠经做按揉摩擦 5～10 遍。用毛刷垂直地刷外侧 5 遍。

(3) 在足太阳膀胱经经线做自上而下的擦法。按揉该经上的肺俞、胃俞、小肠俞、三焦俞。

2. 青春期痤疮

在足少阴肾经的足部做由下而上轻快的擦法。

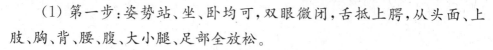

✳ 气功治疗

(1) 第一步：姿势站、坐、卧均可，双眼微闭，舌抵上腭，从头面、上肢、胸、背、腰、腹、大小腿、足部全放松。

第二步：呼吸为鼻吸鼻呼，缓、细、匀、静、绵、深、长。

第三步：先意念头部，然后意念脸面十分光滑，痤疮已经消失。反复默念 10～15 分钟。

第四步：每日早、午、晚各练 1 次，每次练 10～15 分钟。如痤疮不严重，可于收功后干浴面 36～100 次。练功 1 个月，痤疮状况可得到改善。

(2) 六字功之呬(si)字功

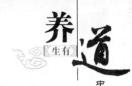

开唇叩齿,舌微顶下齿后。呼气念呬字,两手从小腹前抬起,逐渐转掌心向上,至两乳平,两臂外旋,翻转手心向外成立掌,指尖对喉,然后左右展臂宽胸推掌如鸟张翼。呼气尽,随吸气之势两臂自然下落垂于体侧,重复六次,调息。呬字功可调整肺脏功能,能宣通肺气有利于鼻塞之畅通,肺气之通利,化痰涎,治疗皮肤疮疡,例如粉刺痤疮。

✤ 刮痧治疗

刮痧部位:

第一步:背部肺俞(在背部第三胸椎棘突下督脉旁开1.5寸);大肠俞(在背部第四腰椎棘突下督脉旁开1.5寸);

第二步:胸部,中府(胸前臂的外上方,距任脉6寸),天枢(脐旁2寸);

第三步:上肢内侧尺泽穴、上肢外侧支沟穴。

操作方法:在背部肺俞、大肠俞进行刮痧走罐和留罐;在中府、天枢主要是留罐;尺泽穴主要刮痧和留罐,支沟穴主要是用砭石刮痧板棱角点按。

✤ 药膳

(1)薏苡仁50克,白糖适量。把薏苡仁煮成粥加白糖调食,每日一次,连服30天。

(2)马齿苋绿豆饮

马齿苋40克,黑芝麻15克,白菜根茎头1个,绿豆芽20克。将白菜根茎头洗净切片,绿豆芽洗净,与马齿苋、黑芝麻一同放入砂锅内加水适量,置武火上烧沸,用文火煮熬20分钟,滤去渣,稍凉即成。每日一剂,代茶饮用。

功效:清热解毒,去面部青春痘。

(3)取生薏苡仁100克、鲜枇杷60克、枇杷叶10克。先将枇杷叶去毛洗净切碎,煮沸10～15分钟,捞取去渣后,加入薏苡仁煮粥,粥熟后,将枇杷果肉放入

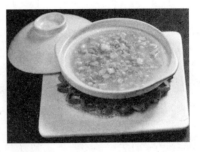

其中搅匀即可食用。

✳ 其他

1. 饮食宜忌

（1）宜食：粳米、百合、莲子、莲藕、竹笋、冬瓜、西瓜、黄瓜、蜂蜜、梨、西红柿、香蕉、梅子、桑葚、枸杞、西洋参。

（2）禁食：辣椒、糖、酒、肥肉、牛羊肉、海鲜、香菜、生姜、狗肉、鸡肉、麻雀肉。

2. 预防调摄

（1）经常用温水、硫黄皂洗脸，皮脂较多时，可每日洗3～4次。不用冷水洗面，以防毛孔收缩，皮脂堵塞，粉刺加重。

（2）忌食辛辣刺激性食物，如辣椒、酒类；少食油腻、甜食；多食新鲜蔬菜、水果。

（3）多饮水，避免便秘，保持心情舒畅，有助于本病的康复。

（4）不要滥用化妆品，有些粉质化妆品会堵塞毛孔，造成皮脂淤积而成粉刺。

（5）禁止用手挤压粉刺，以免炎症扩散，愈合遗留凹陷性瘢痕。

（6）结节型、囊肿型、聚合型愈后欠佳，治疗比较棘手，因而对此类患者应尽早采取积极正确的治疗方法，以免瘢痕形成，影响容貌美观。

明眸（明目）

✳ 概述

明眸是指通过明目、益睑，使目睛清澈明亮，目光炯然，视力提高，眼睑肌力增强，达到美化眼目的目的。

眼睛不仅是人体的视觉器官，更是人类表达信息、传递情感的重要方式之一。一双明亮而灵活的眼睛既能视万物、辨五色、审短长，更能增添人的风韵和气质。古诗《秦妇吟》云："西邻有女真仙子，一寸横波剪秋

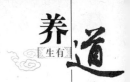

水。”现代女性也以“秋波一转”、“明眸善睐”来形容眼睛的美丽。眼睛的美主要体现在“神美”和“形美”。“神”指眼睛的明亮程度、视觉功能，以及视觉所表达的情感传递；“形”为眼睛的大小、形态等等。通过美目表达人的内心世界，是中医美容形神合一的关键所在。“神藏于心，外候于目”，健康有神之人应两目灵活，视物清晰，神光充沛。任何原因导致的目睛视觉功能异常或形态异常都会影响人体功能和外在形态美。中医美容主要通过疏肝健脾、补益肝肾的方法使眼睛焕发神韵。

✻ 中药治疗

1. 明目地黄丸之一

组成：熟地黄 160 克，山茱萸(制)80 克，牡丹皮 60 克，山药 80 克，茯苓 60 克，泽泻 60 克，枸杞子 60 克，菊花 60 克，当归 60 克，白芍 60 克，蒺藜 60 克，石决明(煅)80 克。

制服法：上十二味，粉碎成细粉，过筛，混匀。每 100 克粉末用炼蜜 35～50 克加适量的水泛丸，干燥，制成水蜜丸；或加炼蜜 90～110 克制成小蜜丸或大蜜丸，即得。口服，水蜜丸一次 6 克，小蜜丸一次 9 克，大蜜丸一次 1 丸，一日 2 次。

功效：滋肾，养肝，明目。用于肝肾阴虚，目涩畏光，视物模糊，迎风流泪。

2. 明目地黄丸之二(《万病回春》)

组成：怀生地(酒洗)、熟地各 120 克，知母(盐水炒)、黄柏(酒炒)各 60 克，菟丝子(酒制)、独活各 30 克，甘枸杞 60 克，川牛膝(酒洗)90 克，沙苑蒺藜(炒)90 克。

制服法：上药为细末，炼蜜为丸，如梧桐子大。每服 80 丸，夏月用淡盐汤下，余月酒下。

功用：生精养血，补肾益肝，祛风明目，治翳膜遮睛、羞涩多泪，及暴赤热眼(俗称红眼病)。

3. 明目地黄丸之三(《审视瑶函》)

组成:熟地黄(焙干)120克,生地黄(酒洗)、山药、泽泻、山茱萸(去核,酒洗)、牡丹皮(酒洗)、柴胡、茯神(乳蒸,晒干)、当归身(酒洗)、五味子(烘干)各60克。

制服法:上药为细末,炼蜜为丸,如梧桐子大。每服9克,空腹时用淡盐汤送下。

功效:治肾虚目暗不明。

注意:服药期间忌食萝卜。

4. 明目地黄丸之四(《医学心悟》)

组成:生地(酒洗)500克,牛膝60克,麦冬180克,当归150克,枸杞子90克。

制服法:上药研末,用甘菊花180克熬膏,和炼蜜为丸。

功效:治内障,隐涩畏光,细小沉陷。每服9克,开水下。

5. 明目地黄丸之五(《医略六书》)

组成:熟地黄150克,萸肉60克,泽泻30克,丹皮45克,茯苓60克(去木),山药90克(炒),当归60克,川芎30克,麦冬90克(去心),石斛90克。

制服法:上药为末,蜜丸。每次9克,用开水送下。

功效:补肾滋阴,养肝明目。治肝肾不足,两目昏暗,脉虚者。

备注:方中熟地、萸肉补肾养肝;山药补脾益真阴;丹皮凉血退阴火,当归、川芎养血活血;茯苓、泽泻渗利湿热;麦冬、石斛滋阴润燥。配合成方,共奏补肾滋阴,养肝明目之功。

6. 明目地黄丸之六(《全国中药成药处方集》)

组成:熟地240克,茯苓、牡丹皮(酒炒)各90克,泽泻(盐酒炒)90克,怀山药(炒)120克,山茱萸肉(酒炒)120克,白芍药(炒)、白菊花、当归、枸杞子、白蒺藜(炒)各90克,石决明120克。每服9克,淡盐汤送服。

制服法:共研细粉,炼蜜为丸,如梧桐子大。每服9克,淡盐汤送服。

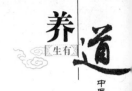

功效：治视物模糊、目涩畏光。

❋ 按摩治疗

1. 眼周按摩法

揉睛明、承泣，摩眼眶，揉按太阳，分推前额，揉按翳风、风池，拿揉合谷，拿光明和蠡沟，掐、揉太冲。五心烦热，腰膝酸软者，揉擦肾俞和志室，揉关元，揉按三阴交，拿太溪和昆仑；头晕眼花、倦怠无力者加揉脾俞，摩中脘，揉气海，按揉足三里；便溏尿多而清者，加揉脾俞，揉擦志室、肾俞，揉气海，擦下腹，揉擦章门，揉按三阴交。

2. 眼部保健操

双眼顺时针、逆时针各旋转 10 次（换向之前先向前凝视片刻），然后双目轻闭，食、中指轻轻抚摩眼皮 1 至 2 分钟；揉睛明、攒竹、太阳、四白穴向外刮动，分刮上下眼眶各 30 次；用中指和无名指指腹自内向外抹上下眼睑各 30 次。

3. 旋眼法（《中华长寿大典》）

第一步：身体端正坐直，闭上双眼。然后将双手掌心对掌心摩擦，由慢而快，待产生热量后轻轻地按在双眼上不要动，这时将眼球先上后下移动 3 次，先左后右移动 3 次；然后单向左连续移动 3 次，单向右连续移动 3 次。

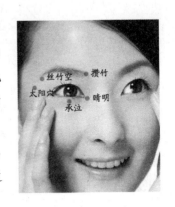

第二步：左右手四指交叉，拇指轻按眼睛，然后从眼角开始，轻轻用力向太阳穴做摩擦运动，连续摩擦 3 次即可。

❋ 气功治疗

1. 气功捏口眦法（《遵生八笺》）

屏住呼吸，用手按摩双目近鼻的目内眦，即睛明穴。至恢复呼吸即

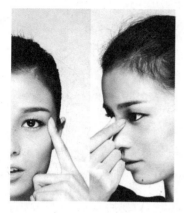

停止按摩,周而复始,经常坚持练功,可增加视力。导引结束后,用双手按摩目内眦,即双睛明穴及双瞳子,二十七遍,常行此功,可以益眼神,增视力。

2. 美眼功

(1)预备:静坐、盘坐或静立。

(2)放松形体,让意识缓缓地、呈网状地流动,不必意守什么地方,只觉得自己置身于美好的大自然中。如果采用此法不能放松意识,可以意守眉心之间的上丹田或小腹深处的下丹田。静养5至10分钟。

(3)加上意念,意守两眼皮水肿处。意念:消肿、排除水分。如果是脚心与地面相接,可以设想眼皮上水肿部位的水分顺着面部、躯干、大腿排下地面;如果是盘坐,则可以想象水分从向上翻开的脚心排出。这样意念消肿约3分钟。

(4)仍闭目静养,不存意念,约30秒。搓热双手,轻轻睁开眼睛,然后用左手捂左眼,右手捂右眼,手心微屈,离眼珠3至5厘米,反复9次。

(5)手仍放原处,运目。眼睛按上下左右方向各转动9次,这时手心可感觉到一种微微的牵动感,也就是说可能会感觉到眼睛发出的外气。

(6)收功:两手食指轻轻按揉左、右眼皮片刻。将头仰向天空,尽量向后仰,微转数圈,然后收回头部,前后左右再微转数圈。静立、张目。

❋ 刮痧治疗

1. 腧穴

承泣、四白、睛明、心俞、肝俞、脾俞、肾俞、光明穴。

随症加减:伴有失眠者,加手少阴心经神门、足太阴脾经三阴交;素

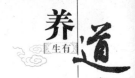

体虚弱或久病体虚者,加任脉气海、关元穴。

2. 刮拭方法

（1）患者取坐位或仰卧位,术者站于患者对侧,在刮拭部位涂抹刮痧介质后,用平补平泻法,从里向外刮拭眼周睛明、承泣、四白穴,注意在刮眼周穴位时,应用刮板角,手法轻柔,以免刮伤眼周皮肤。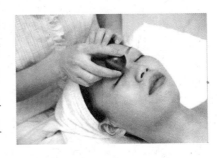

（2）患者取俯卧位,然后在背部均匀涂抹刮痧介质,由上至下刮拭心俞、肝俞、脾俞、肾俞穴,刮至皮肤出现紫红色痧痕为度。

（3）最后患者取仰卧位,在涂抹刮痧介质后,由上至下刮小腿部光明穴,刮至皮肤出现紫红色痧痕为度。

❋ 药膳

1. 枸杞子粥

枸杞子 20 克,糯米 50 克,白糖适量。枸杞子、粳米放入沙锅,加水800 毫升,用文火煮至粥稠即停火,焖 5 分钟,加入砂糖即可。每日早晚温服,可长期食用。

功效:滋补肝肾,益精明目,健身美容。

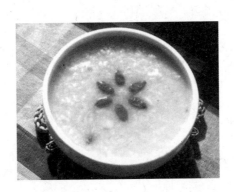

2. 菠菜炒猪肝

菠菜300克,猪肝150克,姜丝少许,生抽、生粉、糖、油各腌料:适量。菠菜洗净、切段。猪肝洗净,切薄片,用腌料拌匀,备好姜丝。起油锅,先将菠菜炒熟,调味上碟。再起油锅,爆姜丝,将猪肝爆炒至熟透,铺在菠菜面上即成。

功效:清肝明目,补血。

3. 萝卜枸杞炖鸭肝

萝卜250克,枸杞子20克,鸭肝150克,葱段、姜片各6克,猪油100克,料酒6毫升,盐少许,水适量。先将萝卜洗净去皮切成丝煮熟,枸杞子洗净,鸭肝洗净后用平刀切成薄片,放入开水中焯透。然后将锅置中火上,放入猪油并加适量水及葱段、姜片、料酒、盐、萝卜丝、枸杞子,并改用旺火炖制,至汁浓再放入鸭肝,翻炒至熟即起锅。食肉饮汤,单食或佐餐食用,分1~2次食完。

功效:清肝明目。适于目干涩、多泪、视物模糊、视力下降者食用。

❋ 其他

(1) 注意用眼卫生,预防眼病。

(2) 养成良好的用眼习惯,避免在光线过强或过暗的场合或屈光不正的情况下看书,看书、看电视、看电脑时间不宜过长。

(3) 经常做眼保健操及按摩,积极参加体育锻炼。

聪 耳

❋ 概述

"女人的快乐其实并不来自身上的新衣服,脚上的新鞋,而是耳朵。你若观察便会认同,只要一有好听入耳,女人的笑容即可浮现,即使女人穿了一件新衣服,若没有得到肯定,还是不会有笑容的。女人的笑神经

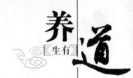

是长在耳朵里的。"这当然是一种戏言,但不得不承认耳朵的重要性。

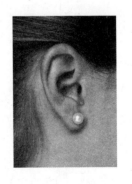

耳是人体的听觉器官,耳聪目明是人的健美标志之一。同时,耳又是人体容貌美的重要组成部分,人们对两耳大小形态形成了一定的审美标准。中医美耳,重在保护听力以及耳郭的大小厚薄正常,皮肤明润。

耳窍失聪多因急性热病,反复感冒,以致邪热蒙窍,或因痰火,肝热上扰,以及体虚久病、气血不能上濡清窍所致。多与肝、胆、脾、肾诸脏功能失调有关,尤其与肾的关系更为密切。

✿ 中药治疗

1. 耳聋方(《当代中国名医高效验方 1 000 首》)

组成:磁石 60 克,葛根 45～60 克,骨碎补 30～60 克,山药 30 克,白芍 15 克,川芎 15 克,石菖蒲 9 克,酒大黄 15～18 克,甘草 12 克,大枣 15 克。

制服法:每日 1 剂,水煎 2 次,分 2 次口服。

功效:治疗突发性耳聋。

2. 聪耳汤(《当代中国名医高效验方 1 000 首》)

组成:生白芍、炒当归、丹皮、丹参、白蒺藜、枸杞子各 9 克,炙远志 4.5～6 克,石菖蒲 3～4.5 克,耳聋左慈丸(包煎)12 克。(耳聋左慈丸:中成药)

功效:调肝和营,益肾通窍。随症加减治各种耳聋。

制服法:每日 1 剂,分 2 次煎服。耳内有发胀感者加郁金;肝郁气滞而致耳闭者,以疏泄为主,一般不宜用重镇药及安神药;见肝热症状者,可用桑芽清之;因惊恐而致突发性耳聋者可加龙骨、牡蛎。

注意:耳聋左慈丸内磁石,长服易碍胃,一般需包食,此药对震伤致聋者不宜;菖蒲性燥,用量不宜过多;服药需注意脾胃功能。

3. 清胆化痰汤

组成:桑叶 10 克,丹皮 6 克,栀皮 10 克,连翘 6 克,菊花 10 克,川尖

6 克,荽皮 15 克。

制服法:水煎服。

功效:清胆化痰。治疗痰火内闭耳窍之耳鸣。

4. 脓耳出脓方(《当代中国名医高效验方 1 000 首》)

组成:香附 10 克,黄芪 15 克,柴胡 6 克,黄芩 10 克,生地 10 克,龙胆草 4.5 克,白芍 10 克,甘草 10 克,白芷 6 克,地骨皮 10 克,当归 10 克。

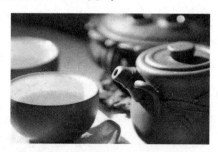

制服法:水煎,每 2 日 1 剂,分 4 次 服,7 剂为 1 疗程。

功效:清热泻火,散风除湿,托里排脓,主治脓耳出脓(化脓性中耳炎)。

✳ 按摩治疗

1. 聪耳明目按摩法

(1)热熨双目:坐位,眼微闭,双掌快速搓擦,擦热后,将手心轻轻贴附于双眼,半分钟再缓缓揉动数十次即可。

(2)分摩眼睑:以双手的食指、中指分别沿眼内角,顺眼睑向两侧分摩,约 30 次。手法必须轻缓而柔和。

(3)分推印堂:两手为掌,伸出食指,屈曲第 2 指节,以食指侧面贴附印堂穴,然后沿上眼眶向两侧分推至太阳穴,约 30 次。

(4)推擦两耳:两手的五指并拢,把两掌的掌面横放在两耳处,然后均匀用力,向后推擦,当推至掌根处再返回来,带倒耳背,向前推擦,前后往返 1 次,共推擦 15 次。

(5)推揉太阳穴、听会穴:双手握拳,伸出拇指与食指,拇指点听会穴,食指点太阳穴,左右四穴同时按揉约 60 次。

(6)按揉四白、听宫穴:双手握拳,伸出拇指与食指,食指按压四白穴,拇指按压听宫穴,左右四穴同时按揉约 60 次。

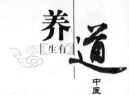

（7）按压睛明穴：以一手的拇指和食指分别置于两睛明穴的上方，然后轻轻向下、向内按压，压一下，送一下，按一下，松一下，要平稳而有节律，约50次。

（8）搓擦肝俞、肾俞穴：两手握拳，以虎口贴附于背部的肝俞穴处，然后由肝俞至肾俞，反复搓擦，以产生灼热感为度。

（9）通调足三阴：双掌分别放于两大腿内侧根部，以五指指腹着力，沿膝内侧反复推擦以产生灼热感为度。大腿内侧是足太阴脾经、足少阴肾经、足厥阴肝经所过部位，按摩此处可促进脾胃运化，改善肝肾功能，具有养阴生血的作用。

（10）鸣天鼓：双掌轻贴两耳，两手四指同时弹叩后枕部。此时耳中有击鼓声，约半分钟，然后在两耳周围按揉数次。

2. 通络聪耳养生操

（1）揉摩耳轮：以食指贴耳郭内层，拇指贴耳郭外层，相对捏揉。如果发觉痛点或结带等不舒服处，表示对应的器官或肢体的健康可能出现了问题，多捏揉可使症状好转。每次做2至5分钟，以耳部感到发热为止。

（2）扫擦耳部：单臂内屈，手掌自然伸直，四指贴耳，用手掌自下而上扫擦耳部，直至有热感即可。

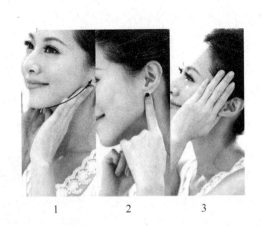

1　　　2　　　3

（3）掐扯耳郭：双手拇指尖掐揉耳上角孙穴，按揉耳前耳门、听宫、听会、曲鬓穴，耳下翳风穴，耳后完骨、凤池穴，至有酸胀感即可。然后按压 15～20 下后，用两手拇指、食指或中指夹捏外耳前后、上下将各 6 次。

（4）鸣敲天鼓：两手掌心紧按两耳外耳道，两手的食指、中指和无名指分别轻轻敲击脑后枕骨，共 60 下。然后掌心掩按外耳道，手指紧按脑后，枕骨不动，再骤然抬离，使得耳中有放炮样声响，如此连续 9 下，每天坚持操作。

✽ 气功疗法

1. 聪耳法

方法：卧前端坐，平定神志，排除杂念，微闭嘴，调呼吸，上下齿咬紧，吸一口气后屏住呼吸，同时用一只手的拇指和食指紧捏住鼻孔，睁双眼，令内气串通耳目相连的空窍，自觉耳内有"哄"的声响。再双掌相搓至热，轻摇于双耳上，做轻微震动，令耳内"嗡嗡"有声。如此反复 6 次，然后用中指放入耳窍往下轻按，随按随松 6 次。再用中指插入耳窍。横向轻轻摇动 6 次。再用手掌闭按耳道片刻，然后突然松开，如此 6 次，最后用手轻轻按摩耳朵，不拘次数，以舒适为度而收功。

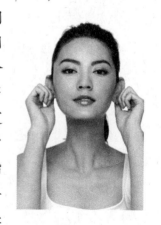

2. 六字功之吹字功

口型：撮口，两嘴角向后咧，舌尖微向上翘。

动作：呼气读吹气，两臂从体侧提起，两臂向后，两手外劳宫穴在腰部擦搓 3 次，两手经长强、肾俞向前划弧，至肾经之俞府穴处，如抱球两臂撑圆，两手指尖相对，身体下蹲，两臂随之下落，呼气尽时两手落于膝盖上部。

在呼气念字的同时，足五趾抓地，足心空如行泥地，引肾经之气从足心上升。下蹲时身体要保持正直，膝盖不过足尖，下蹲高度直至不能提

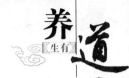

肛为止。

呼气尽。随吸气之势慢慢站起,两臂自然下落于身体两侧。

两手重叠,覆于下丹田,稍事休息,再重复做,共做 6 次,调息,恢复预备式。

功用:养阴清热,补肾添精。适用于一切肾虚之症,肾虚肢体瘦弱,面及肢体皮肤晦暗青黑,眉毛不健,耳鸣耳聋,腰膝酸软,遗精阳痿,须发早白,牙齿松动,行动迟缓,大脑失聪,失眠健忘,骨质疏松等一切早衰之症。

❋ 刮痧治疗

1. 虚证

取穴:肝俞、肾俞、听宫、听会、耳门、太溪、三阴交。

刮拭顺序:先刮头部耳门、听宫、听会,再刮背部肝俞至肾俞,然后刮下肢内侧三阴交,最后刮太溪。

刮拭方法:补法。

主治:耳鸣伴有头晕、目眩、腰痛等症。

2. 实证

取穴:耳门、听宫、听会、翳风、外关、风池、曲池、合谷。

刮拭顺序:先刮面部耳门、听宫、听会,再刮头部翳风、风池,然后刮前臂曲池至外关,最后刮合谷。

刮拭方法:泻法。

主治:耳中暴鸣如钟鼓。

❋ 药膳

1. 香葱蒸猪肤

猪皮、香葱各 100 克,精盐适量。将猪皮用开水烫洗,拔尽猪毛,再用清水洗净,切成小块,然后与洗净的香葱同时剁烂,放入碗内,加入精盐适量拌匀,上笼用小火蒸炖 2 小

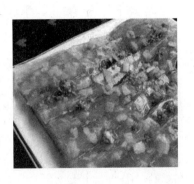

时左右,直至猪皮熟烂即成。

功效:滋阴养血,补虚聪耳。

2. 枣柿饼

柿饼、红枣各30克,山茱萸肉10克,面粉100克,素油适量。将柿饼去蒂后切成块,红枣洗净后去枣核,与山茱萸肉同入盆内捣碎、拌匀,放入锅内烘干,碾成细粉,放入盆内,加入面粉和清水,调和后制成小饼。锅烧热,放入素油滑锅,将小饼放入锅内烙熟即可。

功效:健脾补肝,滋阴聪耳。

3. 磁石粥

磁石40克,粳米100克,猪肾1只。磁石捣碎,放砂锅内,加水,武火上煮1小时,去渣取汁;粳米淘净;猪肾去臊腺洗净,切成小块。将粳米、猪肾放入磁石汁内,加适量姜、葱、盐,武火煮沸后,转用文火煮至米烂成粥。每晚温热服食。

功效:补肾虚,明耳目。适用于老年肾虚,耳鸣耳聋,头目眩晕,心悸失眠等症。

4. 羊肾枸杞粥

枸杞50克,羊肉100克,羊肾1具,粳米100克。先将羊肾去臊腺洗净切片,羊肉洗净切片,再将枸杞洗净加水煮沸10分钟后,捞去枸杞,加入淘净之粳米、羊肉片、羊肾片,再加葱、盐等调味品,共煮成粥。做早、晚餐食之。

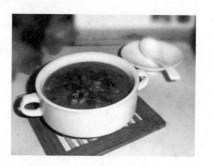

功效:补肾益精,适用于肾虚耳鸣、耳聋等症。

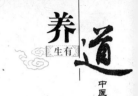

美齿香口

✻ 概述

洁白的牙齿,除了给人干净、清洁的印象外,也代表着健康。发黄或参差不齐的牙齿不仅影响女人优雅的形象,长久以往还会带来口臭、蛀牙或牙龈炎等口腔问题。

美齿包括洁齿和固齿。洁齿指通过清污涤垢,保持牙齿洁白莹净,或使黄黑的牙齿得到改善;固齿指通过补肾固精、滋阴养血、清热辟秽使牙齿坚牢稳固,或使枯槁无泽、疏落不生、松动肿痛的牙齿光泽坚固。

中医认为,人的生长和衰老都与肾精息息相关。根据中医五行藏象学说,"肾主骨,齿为骨之余。"所以牙齿的健康程度可以直接反应肾精的强弱程度。通俗地说,一口完好的牙齿预示着人的健康长寿,而牙齿过早松动则提示着你的衰老。

口气是指口腔发出或呼出之气臭秽,又谓之口臭。口气主要为胃腑积热所致。如宋《济生方》论曰"口臭者,乃脏腑臊腐之不同,蕴积于胸膈之间而生热,二中发于口也",《圣济总录》:"口者脾之候,心脾感热,蕴积于胃,变为腐臊之气,府聚不散,随气上出,熏发于口,故令臭气。"只靠口气清新剂当然不是长久之计,既然知道问题的关键是胃火盛,那成为呵气如兰的女人自然不是问题!

✻ 中药治疗

1. 外用

(1) 细辛散方(《太平圣惠方》)

组成:细辛、升麻、地骨皮、青蒿各60克,牛膝(去苗)90克,生地黄150克。

制用法:上药都烧为灰,研细,每日临卧敷齿上,至次日早即去之。

功效:清热凉血,解毒止痛,防治龋齿,治牙根腐烂、齿龈肿痛、口腔带秽臭。

(2) 治齿黄黑方(《太平圣惠方》)

组成:盐(烧过)120克,杏仁(汤浸去皮尖)30克。

制用法:上药都研成膏,每用揩牙甚佳。

功效:洁齿,治疗牙齿黄黑不洁。

(3) 擦牙乌髭药(《医方类聚》)

组成:熟地黄(焙干)30克,青盐15克,补骨脂30克。

制用法:上药炒为细末,刷牙后,以此药揩牙,良久咽之。

功效:固牙齿,乌须发,治肾精亏损所致须发斑白,牙色暗而不牢,眼目昏花等。

(4) 擦牙固齿散(《冯氏锦囊·杂症》)

组成:石膏15克,骨碎补(去毛,蜜水拌,微火焙)18克,青盐18克,槐花15克,寒水石15克,没食子(酒煮,火烘)15克。

制用法:为细末,每日擦牙。

功效:固齿。

(5) 神效常春散(《普济方》)

组成:皂荚480克,食盐120克,香附120克,牛蒡子120克,莲花蕊30克,藿香30克,墨旱莲30克,麝香0.3克,冰片0.3克。

制用法:将皂荚锉碎,用小瓦盆2个,上盆底钻水孔3个,下盆装皂荚、食盐,一层皂荚,一层食盐,层层相间,然后两盆相合泥封,用炭火烧,烟为青色时取出,与前药研细,入麝香、冰片,同为细末,每日早晨和临睡前取之刷牙甚妙。

功效:芳香辟秽,清热解毒,补肾凉血。用于阴虚火旺之牙齿动摇疼痛、口气臭秽,并可洁齿白牙。

(6) 青矾膏(《美容护肤中医八法》)

组成:青矾、绿矾、白矾各15克,朱砂31克,蜡60克,猪脂500克,细辛、马牙硝、防风、黄芪、松脂各30克,当归、麻油各90克。

制用法:上13味药除蜡、猪脂、麻油外,捣筛为末,先煎猪脂化去滓,

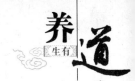

再下麻油、蜡,然后下诸药,文火煎至能凝成膏,盛于瓷盒内。每用如樱桃大,临睡涂齿龈处。

功效:防腐消肿,坚齿牢牙。

(7) 固齿莽草散(《御药院方》)

组成:莽草180克,生姜180克,柳树皮(刷去表面绿皮,取里面之白皮)180克,牛膝(去苗)180克,胡蒜子180克,生地黄180克,菟丝子180克,没食子180克,桐子漆180克,皂荚180克。

制用法:上药共研成粗末,放入瓶内,瓶口用食盐调稀泥封固,放火内烧煅1日后,埋入土内约半日许(选阴湿地,要挖深一点),取出放室外露3夜,白天收入阴凉处,不得见太阳。后研为细末,筛过备用。每用时以手指蘸药末少许揩于牙齿上,少顷即以清水洗去。日用2次。应坚持揩洗,不可中途而废。

功效:长期使用,不但牙齿坚固不脱,而且光洁白净。

(8) 固齿刷牙散(《慈禧光绪医方选议》)

组成:青盐、花椒、墨旱莲各75克,枯白矾40克,白盐150克。

制用法:先将川椒、墨旱莲加水煎熬成浓汁约一茶盅,去滓后加入青盐、白盐、枯矾,炒干,将所得干物研成极细末即成。每日早晚用药末刷牙漱口。

功效:固齿牢牙,预防牙疾。

(9) 三物膏(《御药院方》)

组成:柳枝、桑枝、槐枝各500克。

制用法:以上用水3 000毫升熬至1 000毫升,入好盐500克,熬成膏,贮磁盒内,临卧揩牙。

功效:祛风牢牙。

(10) 牢牙方(《寿亲养老书》)

组成:荆芥、川芎、细辛、当归各等份。

制用法:为细末,早晚用以揩牙。揩牙后不可立刻用水漱口,须令药气入牙内良久,方漱口为佳。

功效:常用至老,牙不动摇。

(11) 七宝散(《太平圣惠方》)

组成:海蛤壳、琥珀、珍珠、白石英、玛瑙、朱砂各30克,麝香0.3克。

制用法:共为极细末,点药揩齿。

功效:令齿牙白净。

(12) 玉池散(《御药院方》)

组成:升麻、藁本、甘松、兰草、白芷、川芎各30克,细辛、生地黄、地骨皮各60克,皂荚(去皮烧存性)90克,麝香3克,青盐60克。

制用法:为极细末,每日早晚揩牙。

功效:洁齿香口,治牙齿垢腻不洁净。

(13) 治口臭揩齿方(《圣济总录》)

组成:沉香、升麻、白芷、藁本、丁香、细辛各15克,寒水石60克。

制用法:上药捣散,每日早蘸药揩齿,温水漱口。

功效:本方适于内热熏蒸或口齿疾病引起的口臭。

(14) 漱口药方(《慈禧光绪医案选编》)

组成:紫荆皮9克,防风6克,薄荷6克,石膏12克,食盐9克,生甘草6克。

制用法:上药水煎漱口。

功效:抗炎除臭,正常人均可使用。

(15) 丁香散(《圣济总录》)

组成:丁香20枚,白矾、香附各1克。

制用法:白矾烧灰,然后3药捣散先用揩齿,然后以3药敷于齿上。

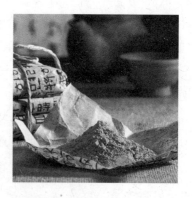

功效:此方适用于齿病引起的口臭。

(16) 沉香散(《御药院方》)

组成:沉香、麝香各3克,细辛15克,升麻、藁本、藿香、甘松、白芷各7.5克,石膏120克,寒水石60克。

制用法:上药为细末,揩齿。

功效:洁齿,治疗口臭。

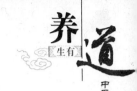

2. 内服

（1）银花茶

组成：金银花 15 克，知母 15 克，佩兰 10 克，甘草 10 克。

制服法：煮水代茶饮。

（2）鸡舌香（《抱朴子》）

组成：鸡舌香 1.5～4.5 克。

制服法：原药干燥后，贮备，口含。

功效：去恶气，治口臭。

（3）滋阴清胃固齿丸（《寿世保元》）

组成：山药 30 克，牡丹皮 30 克，黄柏（酒炒为末）60 克，黄连（酒炒为末）30 克，升麻 60 克，当归（酒洗）30 克，玄参 30 克，葛根 30 克，知母 30 克，山楂 60 克。

制服法：用葛根 30 克，知母 30 克煎滤汤去滓，净汁煮葛粉为糊，又用籼米一碗研烂，和葛粉一同研匀，调以上 8 味末为丸，如绿豆大，以水飞过，朱砂为衣，晒干。每服 9 克，食后白开水送下。要忌一切姜、椒、辣等物。

功效：清热降火，滋补肾阴，用于肾阴不足，阴虚火旺，虚火上攻之牙齿松动、齿龈肿痛及龈萎齿露等症。

（4）地骨皮散（《医方类聚》）

组成：地骨皮 31 克，郁李仁 30 克，生地黄 31 克，川升麻 46.5 克，藁本 15.5 克，露蜂房 15.5 克，杏仁 31 克。

制服法：将上药捣为散，每次用 3 克，以纱布包紧，噙口中，咽津，不拘时候，随时可用。

功效：清热养阴，升举清阳，用于脾肾两虚之牙齿黄黑，枯燥无光。

（5）安肾丸（《赤水玄珠》）

组成：青盐（炒）30 克，补骨脂（盐水炒）30 克，山药 30 克，石斛 30 克，白茯苓 30 克，菟丝子（酒炒）30 克，巴戟天 30 克，杜仲（姜汁炒）30 克，肉苁蓉（酒浸）60 克，白蒺藜（炒）60 克。

制服法：上药研为末，炼蜜为丸，梧桐子大，每日服 70～80 丸，分 2

次服,空腹盐开水送下。

功效:补肾益精,用于肾精不足之牙齿松动易脱。

(6) 含香丸(《备急千金要方》)

组成:丁香15克,甘草90克,细辛45克,肉桂45克,川芎30克。

制服法:上药共为细末,蜜丸如弹子大,每晚临卧服2丸。

功效:适用于因口齿病引起的口气臭秽。

(7) 升麻黄连丸(《奇效良方》)

组成:升麻、秦皮各15克,黄连、黄芩各30克,生姜、檀香、生甘草各6克。

制服法:上药为细末,水浸蒸饼为丸,如弹子大,每服1~2丸,不拘时,细嚼温开水下。

功效:清热燥湿,益脾和胃。适用于脾胃蕴热所致之口臭。

(8) 豆蔻散(《圣济总录》)

组成:肉豆蔻、红豆蔻、草豆蔻、白豆蔻各15克,细辛0.3克,丁香15克,肉桂30克,甘草、人参、赤茯苓各15克。

制服法:上药捣罗为散,每次服3克,温开水调下,每日3次,不拘时。

功效:芳香化浊,健脾和中,行气消积。适于脾胃失和,中焦寒湿所致口臭。

(9) 地骨皮丸(《证治准绳》)

组成:地骨皮、黄芪、桑白皮、栀子、马兜铃各等份。

制服法:上药研为细末,用甘草膏和为丸,如芡实大,每次服1丸,食后含化。

功效:清泻肺热,降气化痰,排脓去腐。适于肺中蕴热,痰浊上犯所致口臭。

(10) 洗香丸(《鲁府禁方》)

组成:儿茶35克,上好细茶30克,砂仁40克,白豆蔻12克,沉香7克,片脑0.6克,麝香1克。

制服法:上药为细末,甘草膏为丸如豌豆大,每用1丸嚼化。

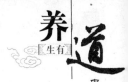

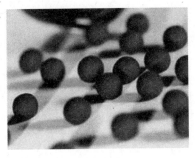

功效：治疗各种病机所致之口臭，正常人亦可服用。

✾ 按摩治疗

（1）揉按下关、颊车（双侧）。疏通口腔经络，周流气血，增加唾液分泌。

（2）叩齿：先叩后牙，后叩前牙。固齿强齿，预防牙周疾患。

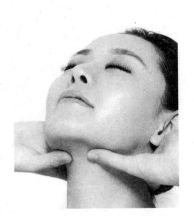

（3）搅海：用舌尖服搅齿龈，促进血液循环，清除口内软性污物。

（4）漱津：右手按摩上颌，左手按摩下颌，待唾液增多，鼓漱，然后分3次咽下。可以加快牙周代谢，减少口腔细菌，增强抗病能力。

✾ 气功治疗

1. 健齿功

方法：每晚卧前，可站、可坐、可卧，全身放松，排除杂念，安定神志，两眼微闭，调匀呼吸，意守丹田5分钟。再舌抵上腭，两唇微闭，叩齿64次，再闭口咬牙鼓腮，漱齿36次，使津液充满口中，如口中津液不多时，再用舌在牙齿与口唇间顺、逆时针各搅动16次，使津液盈口，再分数口咽下。呼气时漱齿，吸气时吞津，并以意领气，随津归入丹田。然后合掌搓热，前后揉擦足底涌泉穴各72次。

2. 固齿"吹"字功

方法：先做预备式，两臂从体侧经腰后向前抬起，在胸前膻中穴撑圆，两手指尖对应如抱重物，同时吸气，呼气读"吹"字，身体下蹲，足五趾点地，足心空心起，如行泥地，两臂随之下落，虚抱两膝，直至呼气尽。下蹲时，身体尽量保持正直，膝盖要与脚尖上下垂直，下蹲高度要不影响提肛。再依上述要领做第 2 次呼气读字，共做 6 次，最后调息 1 次，恢复预备式。呼吸时，意念将肾经之气通过足跟着力引气出于足心涌泉穴，沿足掌内侧向后延伸过三阴交，经小腿内侧出腘窝，再沿大腿内侧上行，贯穿脊柱入肾，同时通过督脉上行于头，下面至口齿。

3. 叩齿保健法

该法起源于东晋葛洪所著的《抱朴子·内

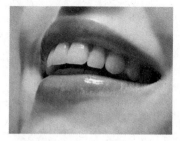

篇》，其中说："清晨叩齿三百过者永不摇动。"又有《云发七签》称："叩齿之法，名曰叩天钟，左右相扣，名曰槌天磬……"叩齿的效果，可使齿坚而不痛，古代有人试之，确有良效。如《颜氏家训》中说："吾尝患齿，摇动欲落，饮食热冷，皆苦疼痛。见抱朴子于牢齿之法。早朝叩齿，三百下为良，行之数日，即便平愈。"每天轻轻叩齿，可以改善齿根局部的血液循环，从而达到坚齿之目的。

✳ 刮痧治疗

（1）用点压法按压双侧迎香穴、巨髎穴。

（2）用摩擦法刮拭双颊车穴。

（3）用角刮法刮拭背部膀胱经，从肺俞穴到胃俞穴。

（4）用角刮法刮拭手厥阴心包经，从内关穴经大陵穴到劳宫穴，重点刮拭大陵穴、劳宫穴。

（5）用边刮法刮拭手阳明大肠经，从曲池穴到合谷穴。

（6）用边刮法刮拭足阳明胃经，从足三里穴到内庭穴。

（7）用角刮法刮拭双侧阳陵泉穴。

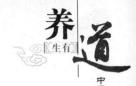
❋ 药膳

1. 甜瓜子丸

甜瓜子,研末,蜜和丸,每早空腹洗漱后,含一丸如枣核大。

功效:治疗口臭。

2. 红枣羊胫骨糯米粥

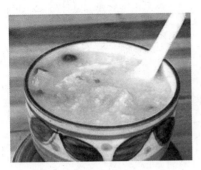

羊胫骨 1～2 根,红枣 20 枚,糯米 100 克,精盐、味精各适量。将羊胫骨洗净后敲碎,放入锅中,加水适量,用小火煎取汤汁,去骨后与淘洗干净的粳米和去核的红枣一起入锅,用大火烧沸后转用小火熬成稀粥,加精盐、味精调味即可。

功效:补脾养血,补肾益气,健骨固齿。

3. 生芦根粥

生芦根 30 克,粳米 50 克。将生芦根 30 克洗净,加水煮取药汁待用。再将粳米 50 克淘净入锅煎至粥八成熟,倾入药汁煎至米烂熟即可食用。晨起空腹食用。

功效:清热,除烦,辟秽除臭。

4. 虾皮豆腐

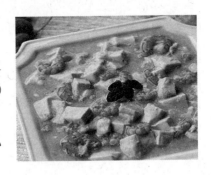

豆腐 50 克,虾皮 20 克,盐、麻油各适量。将嫩豆腐切小方丁,入锅中炖约 20 分钟,调入盐、麻油,撒上虾皮装盘即可。

功效:补肾固齿,开胃化痰,补充钙质。

❋ 其他

防止口臭妙招:

(1) 养成饭后漱口的习惯,注意用牙线提出残留在牙缝中的肉屑,因为蛋白质高的食物最易引起口臭。

（2）积极治疗引起口臭的疾病,如牙周炎、胃病等。

（3）吃饭不要过饱,饱食易引起口臭。

（4）空腹时间不宜过长,长时间空腹易口臭。

（5）在两餐之间宜食用一些水果有助于避免或减轻口臭。

润　唇

✳ 概述

一口洁白的牙齿配以红润的嘴唇才能彰显女性的魅力。但每当干燥季节嘴唇就经常干燥,最常见的问题就是干燥脱皮和龟裂,为什么双唇如此敏感呢？原因在于双唇一般为黏膜组织,角质层极薄,没有皮脂腺,不会分泌水分、油脂等物质,很容易受温度、湿度等外界条件影响致干燥。

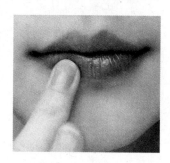

润唇是指通过对口唇的濡润,使其丰满润泽、光华红艳以达到美化口唇的目的。口唇除了吃饭、讲话、唱歌外,还可表达性格、情感,是面部美的重要组成部分。古人以"朱唇皓齿"、"齿白唇红"为美,现代人也因轮廓清晰,厚薄适中,色泽鲜红,形态丰满,质地润泽,两侧口角对称并稍向上翘的口唇而焕发神韵。由于多种因素可使口唇变得色泽苍白、紫黑、紫红,形态干瘪,质地枯焦、干裂、脱皮、生皱,通过中医美容能够润脾荣唇,改善口唇的色泽、质地,使其重现光彩。

✳ 中药治疗

1. 内治法

（1）唇干方(《春脚集》)

组成:生地黄、麦门冬、山药各9克,当归、白芍各6克,党参3克。

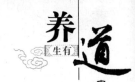

制服法：上药水煎取汁。取药汁调白蜜服，每日1剂。

功效：补气养血，益阴荣唇。

（2）升麻泻热散（《太平圣惠方》）

组成：升麻45克，射干45克，黄柏60克，大青30克，炙甘草30克，玄参30克，黄芩30克，犀角1克，黄连30克。

制服法：上药用纱布裹，酒浸1宿，以猪脂1 000克煎令药黄，滤去滓，放入锅中，加地黄、天冬汁500毫升，熬至黏稠即成。盛入瓷器中，服用不计时候，每次含咽半匙。

功效：治疗心脾有热所致口舌生疮破裂。

（3）润脾膏（《医方类聚》）（《备急千金要方》）

组成：生地黄汁200毫升，生麦门冬125克，生天门冬（切）125克，葳蕤125克，细辛、甘草、川芎、白术各62克，黄芪、升麻各93克，猪膏6 000克。

制服法：上药除地黄汁、猪膏外，余药以醋浸一宿，然后以布包药，加水与地黄汁及猪脂同煎，待水气尽，猪脂沸即成。取膏细细含之。

功效：润脾荣唇。

（4）白术丸（《太平圣惠方》）

组成：白术60克，陈皮60克，人参30克，炮姜30克，荜茇30克，神曲30克。

制服法：上药研末，枣肉为丸，如梧桐子大，每次服30丸，粥汤下，每日1次。

（5）润唇方（《新中医》1988年第8期）

组成：白术6克，扁豆10克，草豆蔻6克，薏苡仁15克，防风6克，生地黄10克，牡丹皮10克，石斛15克，藿香10克，苏梗10克。

制服法：水煎服，每日1剂，分2次服。

功效：健脾祛湿，清热凉血。主治嘴唇剥脱，唇痒，皲裂出血。

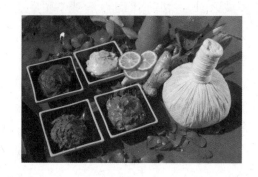

2. 外用

（1）治冬月唇干坼出血方（《备急千金要方》）

组成：桃仁不计量，猪脂适量。

制用法：捣桃仁如泥，与猪脂和合成膏，用药膏敷于唇上。

功效：用于冬季气候寒冷干燥或内脏疾病所致的口唇干裂出血，是护唇的一种理想药膏。

（2）备急作唇脂法（《外台秘要》）

组成：蜡7.5克，羊脂7.5克，紫草0.2克，朱砂0.75克，甲煎香适量。

制用法：锅中先微火煎蜡一沸，下羊脂一沸，又下甲煎一沸，又下紫草一沸，次下朱砂一沸，倒入筒模内，冷凝后取出用于涂唇。

功效：此口脂为红色，既可润唇，又可艳唇。

（3）甲煎口脂（《备急千金要方》）

组成：沉香、甲香、丁香、麝香、檀香、苏合香、薰陆香、零陵香、白胶香、藿香、甘松香、泽兰各180克。

制用法：胡麻五升先煎油，令热乃下白胶香、藿香、甘松、泽兰，少时下火，绵滤纳瓶中，余八种香捣作末，以蜜和，勿过湿，纳著一小瓷瓶中令满，以绵幕口，竹十字络之，以小瓶覆大瓶上，两口相合，密泥泥之，乃掘地埋油瓶，令口与地平，乃聚干牛粪烧之，一方用糠火烧之，七日七夜，不须急,满十二日火尤佳,待冷出之,即盛其瓶,并须熟泥匀厚一寸,晒干乃可用。

功效:治唇白无血色及口臭。

(4)炼蜡合甲煎法(《千金要方》)

组成:蜡、紫草各60克。

制用法:先炼蜡消,入紫草,紫草心白出,未凝时灌筒中,敷唇。

功效:润口丹唇,治唇白无血色。

✸ 按摩治疗

(1)按摩涌泉穴:每天晚上温水泡脚后,先用双手搓热,一手扶住脚踝,另一只手对准涌泉穴来回往复地搓推,一直到足心发红发热为止。

(2)按揉太溪穴:按揉太溪穴会有疼痛感,坚持按揉三分钟之后会有清凉感产生。如果力道不够可以借助按摩棒之力。

(3)按揉复溜穴:分别按摩左右腿的复溜穴三分钟,不仅能解决嘴唇干裂的现象,还能改善手脚发麻的症状。

✸ 气功治疗

【唇部健美操】

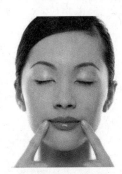

方法:将口张开,上下排牙齿距离3厘米左右,两拇指置于两侧上排牙齿与牙床之间,将上唇轻轻伸展8次,再维持伸展动作5秒,让上唇放松。将两食指扣在两侧下唇内,拉着下唇伸展8次,然后放松5秒钟左右。每周3次,操作前洗净双手。

功效:有助于锻炼上下唇,增强弹性,维持唇线之圆滑。

❋ 刮痧治疗

（1）先在口周用鱼形刮痧板用刮、摩等手法排出毒素。

（2）用鱼形刮痧板按承浆、大迎、颊车、下关、太阳的顺序刮拭。

（3）用长方形刮痧板刮拭承浆、地仓、合谷、中脘、内庭。

注意：每周3次，操作前先洗净双手。

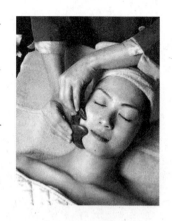

❋ 药膳

1. 八宝鸡汤（《中国食膳大全》）

党参10克，茯苓10克，炒白术10克，炙甘草6克，熟地黄15克，白芍10克，当归15克，川芎7.5克，肥母鸡肉500克，猪肉150克，葱100克，食盐少许。将8味中药用纱布袋装好扎口。将洗净的猪肉、鸡肉、杂骨和药袋一起放入锅中，加水适量，用文火烧开，撇去浮沫，加入生姜、葱，用文火炖至鸡肉烂熟。将汤中药物、生姜、葱捞出不用，再捞出鸡肉、猪肉，鸡肉剁成方形块，猪肉切成条，按量装碗中，掺入药汤，加少许食盐调味即成。

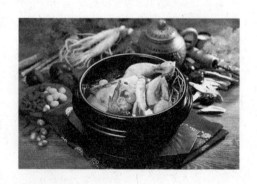

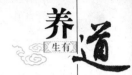
2. 八仙糕(《外科正宗》)

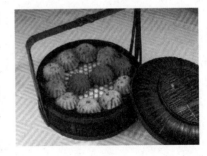

人参 180 克,山药 180 克,茯苓 180 克,芡实 180 克,莲子肉 180 克,糯米 1 500 克,白糖 1 250 克,蜂蜜 500 克。上药各研细末后和匀,再将白糖和蜂蜜隔水炖化,随即将以上细末趁热和匀,摊于笼内,且切成条糕状,蒸熟,烘烤至干。每日清晨或饥时泡服数条。

✽ 其他

【唇部护理知识】

1. 唇部清理

喜欢夸张复古红唇的女性要注意唇部卸妆,否则长期下去会出现色素沉淀,导致唇色暗淡及干燥、细纹问题。想要拥有诱惑红唇一定要做好卸妆清洁工作,选用唇部专用卸妆产品保护嘴唇。之后用蜂蜜调茯苓、当归膜粉,外敷于唇部,30 分钟后去膜,涂上黄连保湿乳膏即可。每 2 日 1 次,连续 2 周。

2. 坚持涂抹护唇膏

要随身携带护唇膏。除了天气干燥秋冬季节,夏天也同样需要坚持涂抹护唇膏,不要等嘴唇干燥起皮时候才想起护唇膏。夏天还应选择带有防晒功能护唇膏,滋润双唇同时也能隔离紫外线,防止嘴唇色素沉淀。

3. 定期去除唇部角质

长期堆积角质层除了外观不雅,还会让口红上色、显色困难。原本健康的嘴唇非常柔软细嫩,要采取温和去角质方法。一般情况下两三星期做一次即可。

4. 经常做唇膜

经常做唇膜会慢慢发现双唇娇嫩程度同逆生长般。除了专门唇膜产品,也可使用凡士林、维生素 E,还有蜂蜜、橄榄油、牛奶等材料自制唇膜。晚上敷上唇膜,第二天就能看双唇惊艳改变。

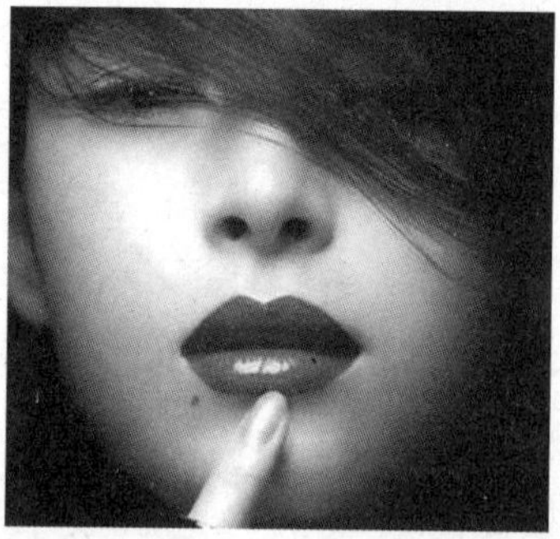

美　鼻

✲ 概述

鼻子是人面部最突出的器官,它是决定面部立体感的第一要素,具有重要的审美意义,其突出的程度、与面部其他器官的比例关系及其侧面轮廓和曲线所形成的美感对于容貌美来说至关重要,因此有"五官端正,重心在鼻"一说。美的鼻子不仅会影响容貌,还常使人联想到人的品格和性情,如正直或开朗、灵敏或温柔等。

通过外科手术改变鼻形轮廓的美鼻术不在本书的论著范围之内。本节主要讨论酒渣鼻对鼻子外形造成的影响。

酒渣鼻是一种以发生于面部中央的红斑和毛细血管扩张为特点的慢性皮肤病。因鼻色紫红如酒渣,故名酒渣鼻。俗称"鼻赤"、"赤鼻"、"鼻准红"、"红鼻子"等。西医也称酒渣鼻。本病的特点是:颜面部中央持续性红斑和毛细血管扩张,伴丘疹、脓疱、鼻赘。多发生于中年人,男女均发病,尤以女性多见。

✲ 中药治疗

以清热解毒,凉血活血为主。主要选当归、生地、川芎、赤芍、桃仁、红花、黄芪、栀子、白花蛇舌草、桑白皮、辛夷花、牛蒡子、连翘等。

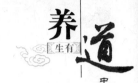

1. 内治

(1) 润鼻汤(《中医美容秘诀》)

组成:天冬9克,黑芝麻15克,南沙参9克,麦冬9克,黄精9克,玉竹9克,生地黄9克,川贝母9克。

制服法:水煎温服,每日1剂,分早、晚两次服。同时可另用山药、薏苡仁各9克,研末炒至微黄,用红糖调服,与汤药各间一日服用,可避免大便稀溏。

功效:滋润护鼻,对鼻部色泽异常有治疗作用。

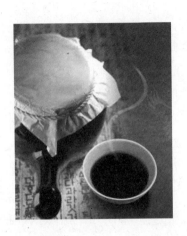

(2) 黄柏青黛散(《家庭医药》)

组成:黄柏、大黄各5克,硫黄、青黛各4克,珍珠、轻粉各1克。

制服法:取黄柏、大黄烤干后,研细末;把珍珠、轻粉、硫黄、青黛研细末。然后将以上诸药混合后,煎熬好,并冷却凝固的猪板油适量,搅拌均匀,装密封瓶内备用。在治疗时,先用温开水将鼻部洗净擦干,然后将备用药膏涂于患处,每日3~4次,一般7天治愈,最长疗程15天。

功效:清热燥湿,泻火解毒。主治酒渣鼻。

(3) 牛黄上清丸,每次6克,每日2次。

(4) 三黄片,每次6克,每日3次。

(5) 大黄蛰虫丸,每次6克,每日2次。适用于气滞血淤者。

2. 外治

（1）鼻部有红斑、丘疹者，可选用一扫光或颠倒散洗剂外搽，每天3次。

（2）鼻部有脓疱者，可选用四黄膏外涂，每天2～3次。

（3）鼻赘形成者，可先用三棱针刺破放血，颠倒散外敷。

（4）皮肤过于油腻者，可用市售中药玉桂硬膜或金缕梅软膜粉与研碎的大黄蛰虫丸粉末按3：1混合，用温水调后作皮肤护理。

✳ 按摩治疗

（1）叠指按揉印堂穴，共20次。

（2）叠指按压素髎穴，1分钟。

（3）双手食指指端按揉迎香穴，1分钟。

（4）按揉对侧曲池穴，各1分钟。

（5）按揉对侧合谷穴，各1分钟。

（6）从肩部开始，用大鱼际向下推擦对侧手太阴肺经，各10～20次。

（7）从肩部开始，用大鱼际向下推擦对侧手阳明大肠经，各10～20次。

（8）拇指指端按压足三里穴，1分钟。

（9）双手掌根自上而下推擦足阳明胃经，10～20次。

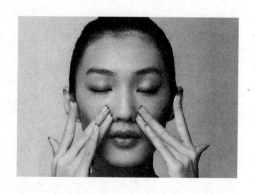

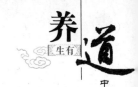

❊ 刮痧治疗

（1）刮拭印堂、迎香，用力宜轻柔，以不出痧为度。

（2）刮拭支沟、养老、内庭，关节处不宜重刮。

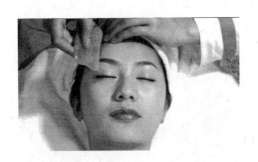

❊ 药膳

1. 以荷花瓣(干)9 克、生石膏 15 克、枇杷叶(去毛)9 克，加水煎煮成 600 毫升左右，去渣留汁，再加绿豆 30 克煮熟，以白糖适量调味后食用。

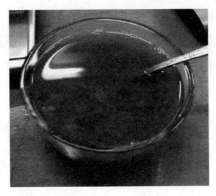

2. 凉粉草豆腐汤(《养颜饮食》)

凉粉草 50 克，豆腐两块，瘦猪肉 200 克，生姜 50 克，精盐少许。将凉粉草、豆腐、瘦猪肉、生姜分别用清水冲洗干净。生姜刮去姜皮，切 1 片备用。瓦煲内加入适量清水，先用猛火煲至水滚，然后放入以上全部材料，改用中火煲 1 小时左右，加入精盐少许调味，即可以饮用。

美 发

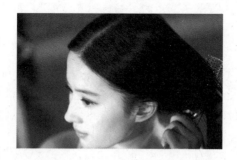

✳ **概述**

　　正常的头发应该是色泽统一,光滑、自然、富有弹性,不油腻也不枯燥。乌黑亮丽的秀发是青春魅力的重要特征之一,更重要的是头发可以作为人的第二性征,具有很强的修饰功能。古人常以"头上青丝如墨染"来形容头发的美丽,现代人也把头发比喻成人的第二张面孔。尤其是对人的头面部、肩颈部和整个体态的协调一致起着重要的作用。由于各种因素导致的发质细脆枯槁,易折易断或容易脱落都会影响人的整体美感,因此,对头发的养护也是保健美容重要内容之一。

　　头发的保健护理包括秀发和固发。秀发即通过各种保健方法使头发润泽、柔软、乌黑和富有弹性;固发指稳固头发,使头发茂密、牢固,不易脱落。

　　中医学认为,头发的护养离不开肝、脾、肾三脏。肾其华在发,发为血之余。肾气充足,气血调畅,则头发光泽而浓密,肾气虚衰,精亏血少,发失所荣,则须发变白枯焦易折断。《医学入门》中云:"胆荣在须,肾华在发,精气上升,则须润而黑。六八精华不能上升,秋气令行,以致须发枯槁如灰白色。"《灵枢阴阳二十五人》中指出:"足阳明之上,血气盛则髯美长;血少气多则髯短…足阳明之下,血气盛则下毛美长至胸;血多气少则下毛美短至脐……足少阳之上,气血盛则通髯美长;血多气少则通髯美短。"《黄帝内经 上古天真论》曰:"女子……六七,三阳脉衰于上,面皆焦，发始白……男子……六八，阳气衰竭于上，面焦，发鬓颁白…肾气衰，发堕。”《诸病源候论》进一步指出：“若血气虚，则肾气弱；肾气弱则骨髓枯竭，故发变白也。”中医主要通过补肾固精、健脾生血、舒肝舒情、祛风活血的方法乌发、秀发和固发。

✲ 中药治疗

1. 外用

(1) 乌发膏

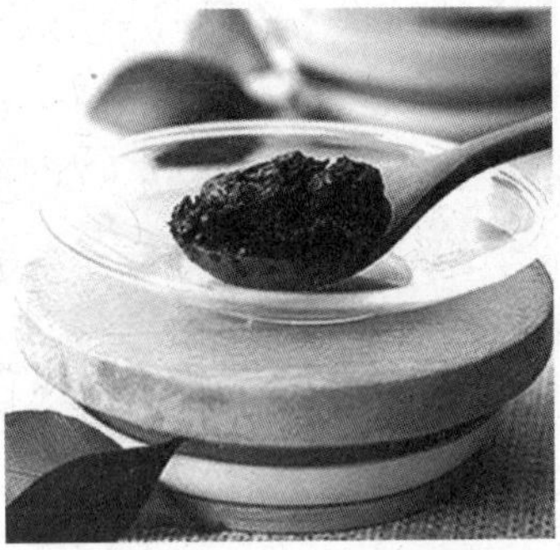

组成：黑大豆、米醋。

制用法：将黑大豆泡在醋中24～48小时，一同加热煮烂，过滤掉渣子，然后用小火再慢慢熬制成稠膏状。这是一种天然的染发膏，用的时候，把头发洗净，头发干后把药膏涂上即可，每日一次。

功效：染发美发。

(2) 胡桃膏(《御药院方》)

组成：新小胡桃5枚。

制用法：将胡桃连皮捣烂成泥状，用乳汁二盏，盛于银器内，文武火熬成膏。先洗净头发，等干燥后，用毛刷粘药膏涂发上。

功效：黑发，治白发。

(3) 洗发菊花散(《御药院方》)

组成：野菊花60克，蔓荆子、侧柏叶、川芎、桑白皮(去粗皮，生用)、白芷、细辛(去苗)、墨旱莲各30克。

制用法：每用药60克，浆水三大碗，煎至两大碗，去滓沐发。

功效：治头发脱落。

(4) 金主绿云油(《医方类聚》卷八十三引《必用全书》)

组成：蔓荆子、没食子、诃子、杜鹃花、白芷、沉香、香附子、防风、覆盆子、生地黄、零陵香、芒硝、墨旱莲、丁香皮各等份。

制用法:入卷柏9克沉净晒干,各细锉,炒至黑色,以宽纸袋盛,入瓷罐内。每用药9克,以清香油半斤浸药,厚纸封7日。每遇梳头净,手蘸油摩顶心,令热,入发窍。

功效:黑发,生发,美发。

(5) 长发滋荣散(《御药院方》)

组成:生姜皮、人参各30克。

制用法:将生姜皮焙干,和人参共捣过细罗为粉,贮藏,备用。药粉洒于脱发处,另用生姜片擦之,隔日用一次。

功效:生发,治脱发。

(6) 旋筛巫云膏(《御药院方》)

组成:胆矾、五倍子、百药煎、诃子、青胡桃皮、醋石榴皮、木瓜皮、皂荚、何首乌、细辛各等份。

制用法:上药为极细末,炼蜜为丸,如小钱大。常于木炭灰内培养,勿得离灰。乌发时,用好热醋磨,以掠头,刷鬓上。

功效:治疗头发黄白不黑。

(7) 令发不落方(《太平圣惠方》)

组成:榧子3个,核桃2个,侧柏叶30克。

制用法:共捣烂,泡在雪水内,梳头。

功效:滋润头皮,清热凉血,杀虫止痒,生发乌发。主治血分燥热、头发稀少易落、头皮瘙痒等症。

(8) 香发散(《清宫外治医方精华》)

组成:香草30克,辛夷15克,玫瑰花15克,檀香18克,川锦纹12克,甘草12克,牡丹皮12克,山柰9克,公丁香9克,细辛9克,苏合油9克,白芷9克。

制用法:上药共为细末,用苏合油拌匀,晾干,再研细面,同时掺匀发上。

功效:香发,防白发。

(9) 润发油(《太平圣惠方》)

组成:麻油2 500毫升,桑葚、栀子花、石榴花、诃子皮、墨旱莲、藁

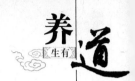

本、零陵香、白蔹、芒硝、地骨皮、没食子各 30 克,细辛、白芷各 15 克,生铁 1 500 克。

制用方法:诸药为粗末,生铁用绵裹,一并浸入油中,49 日药成,常用梳头,经年尤效。

功效:长发秀发,令头发黑光润泽。

(10)犀皮汤(《御药院方》)

组成:小麦麸 75 克,半夏(汤洗 7 次,锉)30 克,沉香末 15 克,生姜 30 克(和皮用,切)。

制用法:用水 600 毫升煎煮 2~3 沸,生绢滤去渣,取清汁,入冰片、麝香各少许,搅匀,洗须发。

功效:燥湿、止痒、香发,用于须发干涩。

(11)海艾汤(《医宗金鉴》)

组成:海艾、菊花、藁本、蔓荆子、防风、薄荷、荆芥穗、藿香、甘松各 6 克。

制用法:清水五六碗,煎数滚,连汤共入大口钵内,先薰后洗,每日 2~3 次,洗后避风,忌食鱼腥发物。

功效:治斑秃。

(12)桑白皮洗剂(《外台秘要》)

组成:桑白皮 90 克。

制用法:将桑白皮洗净,切细,放砂锅内用水浸泡半小时,然后煮五六沸,去渣备用。外用洗淋鬓发,每日 2~3 次。

功效:清热祛风利湿,止痒除屑。治疗鬓发堕落、头屑过多、瘙痒等。

(13)鸡子白法(《本草纲目》)

组成:鸡子白适量。

制用法:打碎鸡子两枚,取鸡子白,涂发。少顷洗去。

功效:润发生辉,去屑除垢。

(14)组成:鲜毛姜(或生姜)

制用法:切片,烤热后涂擦脱发区,每天数次。

(15)组成:5%~10%斑蝥酊,10%补骨脂酊,10%辣椒酊。

制用法:外搽,每天数次。

(16) 组成:斑蝥 9 克,紫荆皮 30 克,樟脑 12 克,白酒 1 000 毫升。

制用法:浸泡两周后,过滤取汁备用。外搽,每日 2～3 次。

2. 内服

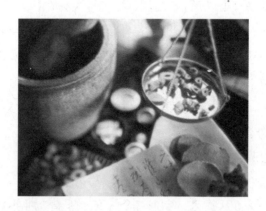

(1) 人参丸(《圣济总录》)

组成:人参 150 克,熟地黄(焙)、天门冬(去心,焙)、白茯苓(去黑皮)各 300 克,黑芝麻(去皮,炒)500 克。

制服法:5 味药共研为粉,炼蜜丸如梧桐子大。每次服 10 丸,每日 2～3 次,饭后温酒送下。

功效:益气补血,黑发,治白发。

(2) 七宝美髯丹(《本草纲目》)

组成:赤白何首乌各 500 克(米泔水浸 3～4 日,去皮切片,用黑豆 2 升同蒸至豆熟,取出去豆,晒干,换豆再蒸,如此 9 次,晒干),赤白茯苓各 500 克(去皮,研末,以人乳拌匀晒干),牛膝 250 克(酒浸一日,同何首乌第 7 次蒸至第 9 次,晒干),当归 240 克(酒浸,晒),枸杞子 240 克(酒浸,晒),菟丝子 240 克(酒浸生芽,研烂,晒),补骨脂 120 克(以黑芝麻拌炒)。

制服法:上药捣为末,炼蜜和丸,如梧桐子大。每服 9 克,盐汤或温酒送下。

功效:补肾,固精,乌发,壮骨,续嗣延年。治肝肾不足,须发早白,齿

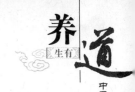

牙动摇,梦遗滑精,崩漏带下,肾虚不育,腰膝酸软。

（3）巨胜七子丸(《普济方》)

组成:野菊花 90 克,旋覆花 90 克,白芷 90 克,白茯苓 90 克,牛膝 90 克,覆盆子 105 克(炒),墨旱莲 45 克。

制服法:上药为细末,炼蜜为丸,如梧桐子大。空腹温酒送服 30 丸,食后再服 30 丸,良久少饮酒,引动药力,如此日进 3 服。

功效:乌发。

（4）三仙丸(《医统》)

组成:侧柏叶 240 克(烘干),当归(全身)120 克,榧子仁 60 克。

制服法:上药为末,水糊为丸,如梧桐子大。每次 50～70 丸,黄酒、盐汤送服,早、晚各 1 服。

功效:治头发脱落。

（5）养阴泻火汤(《古今名方》引《老中医临床经验选编》)

组成:生地黄 12 克,牡丹皮 6 克,黄柏 6 克,赤芍 9 克,茯苓 9 克,山药 9 克,泽泻 9 克,吴茱萸 9 克,知母 9 克,牛膝 9 克,川芎 2.4 克。

制服法:本方内服,配合四黄汤洗头(四黄汤:黄连须、黄芩、黄柏、大黄各 9 克,龙胆草 6 克,枯矾 12 克)。煎水洗头,隔日一次。

功效:养阴泻火,治头皮油脂外溢,头发易脱。

（6）首乌汤一号(《临证医案医方》)

组成:生地黄 9 克,熟地黄 9 克,白芍 9 克,当归 9 克,何首乌 9 克,枸杞子 12 克,菊花 9 克,女贞子 9 克,墨旱莲 9 克,黑豆 30 克,鹿角胶 3 克,甘草 3 克。

功效:养血益肾。治脱发,头发变黄,逐渐脱落,斑秃。

（7）柏子仁丸(《圣惠》)

组成:柏子仁 90 克,酸石榴皮 60,花椒 90 克(去目及闭口者,微炒去汗),何首乌 60 克,马齿苋 60 克,墨旱莲 60 克,白芷 60 克,旋覆花 60 克。

制服法:上为末,炼蜜为丸,如梧桐子大。每服 30 丸,空腹服用,晚饭前再服。

功效:壮血脉,乌须发。

(8) 神仙乌云丹(《古今医鉴》)

组成:何首乌 240 克(入砂锅内,以黑豆同蒸半日,去豆,用好酒浸 7 日,晒干,再蒸浸 7 次),补骨脂(酒洗)480 克(砂锅内炒黄色),旱莲汁 60 克(如无汁,旱莲为末亦可),槐角子 60 克(为末),胡桐泪(即木律,为末) 60 克。

制服法:上药为细末,以枣肉 2 斤、核桃仁半斤共一处捣为丸,如梧桐子大。每服 50 丸,空腹盐汤送下。共服 3 个月,勿断 1 日。

功效:乌须黑发,返老还童,壮筋骨,补真精,固元阳。

(9) 人参生发丸(《妙药宝鉴》)

组成:人参 5 克、熟干地、天门冬、白茯苓各 10 克。

制服法:以上 4 味捣碎,做成丸。每次吃 2 丸。1 周 3 次。

功效:生发、黑发。

(10) 生发膏(《历代古传秘方》)

组成:首乌、天麻、黑芝麻、胡桃仁、党参、墨旱莲、白芍各等份,蜂蜜适量。

制服法:上药共为细末,加蜜成膏。每早晚各服 9 克。

功效:生发。

✸ 按摩治疗

1. 揉中脘

左手掌放在右手掌下,重叠于上腹部的中脘穴,先逆时针按揉 50～100 次,再换右手在下,顺时针按揉 50～100 次,每晚睡前一次。

2. 摩关元

左手掌放在右手掌下,重叠于脐下关元穴处,先逆时针按摩 50～100 次,再换右手在下,再顺时针按摩 50～100 次,每晚一次。

3. 点肾俞

两手握拳后背,用食指关节于腰椎两侧的肾俞穴,点按 40～60 次,

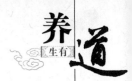

再用指掌先双手对掌摩擦 40～60 次,至手掌指发热后,放于两侧腰部搓擦 30～50 次。睡前进行。

4. 擦肺俞

先左手,后右手,四指并拢后指掌放于对侧上背部的肺腧穴处,反复斜擦 30～40 次。可补益肺气,润皮益发。

5. 推拿法

第一步,指梳头发。两手五指微屈,以十指指端从前发际起,经头顶向后发际推进。反复操作 20～40 次。

第二步,按压头皮。两手手指自然张开,用指端从额前开始,沿头部正中按压头皮至枕后发际,然后按压头顶两侧头皮,直至整个头部。按压时头皮有肿胀感,每次按 2～3 分钟。

第三步,提拉头发。两手抓满头发,轻轻用力向上提拉,直至全部头发都提拉 1 次,2～3 分钟。

第四步,干洗头发。用两手手指摩擦整个头部的头发,如洗头状,2～3 分钟。

第五步,拍打头皮。双手四指并拢,轻轻拍打整个头部的头皮 1～2 分钟。

以上五个步骤的按摩法每日早、晚各做一次,长期坚持,可防治白发、脱发、头发干燥、枯黄等。

6. 振颤按摩法(《实用振颤按摩》)

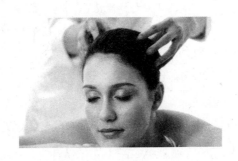

第一步，用 1 支 20 毫升的维生素 B₁ 液洒在头上，用右手指从前额神庭穴向后梳到后发际哑门穴，共梳 36 次，然后用左手和右手的五指分别梳头部两侧，各梳 36 次。

第二步，五指合拢叩打百会穴 54 次。

第三步，两拇指分别点振两侧的翳风、翳明、风池等穴 3 次，每次 10 秒。

第四步，用拇指压揉三阴交穴 15 秒。压拨 5 次，压振 3 次，每次 10 秒。用掌心劳宫穴按压在脱发处或头发稀疏处，振颤 5 次，每次持续 10 秒。

✳ 气功治疗

1. 助发春阳梳头功(《家庭保健美容》)

第一步，正身站立，两脚自然分开，与肩同宽；两膝稍屈，百会顶天，头正项直，沉肩垂手，两眼睁开，平视前方，全身放松，平定情绪，排除杂念，意守丹田，或用坐位，自然呼吸，鼻吸口呼。

第二步，入静放松后，两手缓缓上提，两掌心轻按前额，稍用力向下，经鼻口轻擦下颌，再转向头后颈部，往上轻轻擦过头颈，回到前额。共 36 次。

第三步，两手手指自然曲成弓形，自前额发际始，经头顶向后梳至颈后为止，然后以头部前后正中心线为中心，两手逐渐向两边移动，同时轻擦头皮，至两耳上结束，共梳 36 次。

第四步，上指仍屈弓，左右手各过头顶，分别自对侧耳上部开始轻梳头皮，然后以两耳经头顶的连线为中心，左手向前，右手向后，逐渐分开，同时轻梳头皮，至前后发际为止，共梳 36 次。

第五步，两掌心贴头面，自前额开始，擦至下颌后，再从后发际处经头顶至前额止。共擦 36 次。

第六步，慢慢收功，用梳齿整齐圆滑的木梳轻梳头发，按所需发型稍稍做梳理。要求全身放松，意念专注，呼吸均匀，两手动作柔和缓慢，不

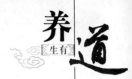

能急于求成，心烦意乱。轻重要适宜，开始时由轻到重。收功时由重到轻。轻则如鹅羽拂面，重则以不痛为度。

作用：生发固发。

2. 蹲踞举趾低头行气法（《百病中医气功疗法》）

方法：取蹲坐式，使臀部坐于两足跟上，坐稳后两眼轻闭，舌抵上腭，思想安静，意守丹田，自然呼吸，凝神静坐约 9 个呼吸的时间，两手握住两脚下趾向上牵拉，同时尽力低头，并意想五脏精气遍行头部。意想方法：用意念和内视，先从胸腔引心肺之气上行至百会，然历引腹腔中的肝、脾、肾气上行，亦达巅顶百会。意念内视心气赤、肺气白、肝气青、脾气黄、肾气黑。意想的遍数可从 10 次循回至 20 次循回。意念完毕，再静息片刻，收功。

作用：乌发、润发。

3. 升观美发功

方法：每天子、午时，取端坐式，双手握固，自然放于大腿上，安神定志，杜绝杂念。双目眼光向两眉间的泥丸上视。存想丹田中元阴元阳之气，由尾闾上升，再过大椎，绕百会，搭鹊桥，下降至气海丹田处，如此 9 遍。

作用：宁神息虑，气血得充，鬓发得养，以乌发荣鬓。

4. 点压美发功

取端坐式，平定呼吸，排除杂念，先以十指指尖，自前发际正中，分别以指尖按压，并逐渐向发际移动，至后项结合，复归于前，来回 40 余次。接着再将头部分为八条纵线，仍以指刺叩击，由前向后，复由后还前，10 余次。

作用：行气活血，疏通经络，护发养发。

❋ 刮痧治疗

1. 腧穴

生发穴（位于风池与风府连线的中点，是生发的经验效穴）、四神聪、百会、风池、肾俞、脾俞。

随证加减:血热者加足太阴脾经血海、督脉膈俞;脾胃虚弱者加任脉中脘、足太阳膀胱经胃俞。

2. 刮拭方法

(1)患者取坐位,术者站于患者后侧,在头部刮拭部位涂抹刮痧介质后,由上向下刮百会、四神聪、风池、生发穴。

(2)患者取俯卧位,在背部刮拭部位均匀涂抹刮痧介质,由上至下用补法刮拭膈俞、脾俞、胃俞、肾俞,刮至局部出现紫红色痧点为止。

(3)若患者脾胃虚弱,嘱患者取仰卧位,在刮拭部涂抹刮痧介质后,用补法刮拭中脘穴,至局部皮肤出现痧痕为度。

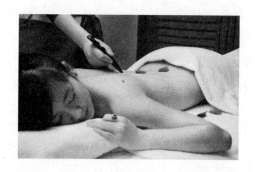

✳ **药膳**

1. 桑麻丸

桑葚子、黑芝麻各等份研为末,炼蜜为丸,每丸9克,早晚空心各服1丸。

2. 黑豆适量洗净,反复蒸九遍,贮于瓷瓶内备用,每日服2次,每次6～9克,口服,淡盐水送服,同时再吃鸡蛋1个,核桃2个。

3. 枸杞子、何首乌各10克,加适量水煎至汁浓后滤去渣,再将核桃仁12个(剥去衣膜,炒香切碎)、黑豆240克一起投入汁中,同煎至核桃稀烂,以汁被黑豆吸收为度,取出晒干服用,每次6～9克,每日2次,空腹服。

4. 黑芝麻适量,洗净晒干,文火炒热,研末,早晚用温开水调服,每次1汤匙。

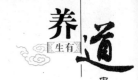

5. 制首乌养发茶(《胜金方》)

丹参 10 克,制首乌 10 克。先用水将丹参冲洗干净,再用纱布吸干水分,放入瓷碗中和米饭一同蒸煮,然后取出丹参阴干保存;取加工过的丹参和制首乌一起放入保温杯中,以沸水冲泡 30 分钟,代茶饮。可每日 1 杯。

功效:养发、黑发。丹参养血活血;制首乌养血乌发。可以在短时间内,滋养头皮,促进毛发生长。

6. 胡萝卜酸杏汁

胡萝卜 1 根,酸杏 2 个,苹果半个,芹菜 30 克。胡萝卜、酸杏、苹果去皮切成小块,芹菜切碎,放入水果机中榨出汤汁即可饮用。如再加入几滴红花油效果会更好。

功效:可使头发松软光泽,增进食欲,增强体质。

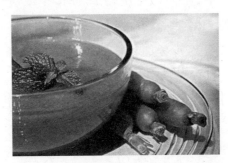

❋ **其他**

【白发患者宜食】

动物肝脏、柿子、西红柿、土豆、黑芝麻、核桃、黑米、黑木耳、桑葚、大枣等。

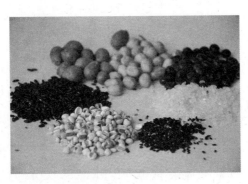

丰　胸

✳ 概述

乳房美丽的标准在不同年代、不同种族间会有所不同,但不管人们的审美观如何变化,"丰满的乳房才代表女性美"的观点是不会改变的。

丰胸包括丰乳和隆胸两方面,是通过内调、外治的方法使乳房丰满匀称,柔润而富有弹性,从而增加胸部肌肉的健美。丰满的胸部是成熟女性的第二性征之一,是构成女性曲线美的重要组成部分。一对丰满坚挺、两侧对称、大小适中、柔润而富有弹性的乳房是女性形体美特有的魅力之一。乳房健美的内容主要包括:侧观形态、位置、质地、色泽、大小、乳头和乳晕的形态颜色。乳房侧观以半球形为最美,理想位置在第 2 至第 6 肋之间,乳头位于第 4 肋骨,且两乳高度一致,质地细腻、丰满、紧张、柔韧而有弹性,无色素、凹陷、皱褶、瘢痕等现象,乳头挺出,乳头间距大于 20 厘米,与肩宽比例约为 1:2。任何原因导致的胸部松弛、萎缩,乳房小、缺乏弹性甚至松弛下垂都会严重影响女性的形体美。

中医认为,肾为先天之本,胸部的大小及线条在很大程度上由先天因素决定。乳头属足厥阴肝经,乳房属足阳明胃经,肝主疏泄,脾胃主运化,乳房的发育、丰满与人的情志、气血运行和营养也密切相关。因此,乳房的中医美容保健重在肝、肾、脾、胃。

✳ 中药治疗

1. 四物丰胸汤

组成:当归 10 克,川芎 10 克,白芍 10 克,熟地黄 15 克。

制服法:上药可连续煮两次,第一次将药材加三碗水,煎煮成一碗即熄火,滤渣取汤汁饮用;第二次将上次煮过的药材加两碗半水,煎煮成半碗时滤渣取汤汁饮用。早晚空腹饮用,任何温度皆可,但药材煮过之后不宜放置隔夜再煮。

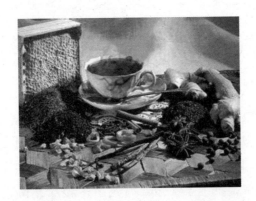

功效：丰胸、美颜，改善苍白或褐黄面色；补血、调血，改善粗糙皮肤。

2. 六君子汤

组成：人参、白术、陈皮、半夏各9克，茯苓15克，甘草6克。

制服法：水煎服，一日2～3次。

功效：改善脾胃功能。

3. 大建中汤

组成：花椒6克，党参、干姜各9克，饴糖60克。

制服法：先煎前三味，取汁，另将饴糖蒸化，放入药汁中冲服。一日3次。

功效：适用于畏寒，食欲缺乏者。

4. 加味清心莲子饮

组成：莲子、茯苓、人参各9克，黄芩、麦门冬、地骨皮、车前子、甘草各9克，柴胡6克，僵蚕6克。

制服法：水煎服，饭前空腹服，每日2～3次。

功效：适用于精神抑郁、烦躁、失眠、白带量多、有口臭者。

5. 人参养荣汤

组成：人参、白术、陈皮、当归、白芍、远志、肉桂各9克，熟地、茯苓、黄芪各15克，川芎、五味子、甘草各6克，生姜3片，大枣3枚。

制服法：水煎服，饭前空腹服，每日 2～3 次。

功效：适用于气血虚弱者。

✳ 按摩治疗

1. 经络穴位按摩

肺、心包、心经：由肘部至掌指，循经向下按摩刺激之。

肝、脾、肾经：由足内踝侧至膝部，循经向上按摩刺激之。

大肠、小肠、三焦经：由手背指至肩部，循经向上按摩刺激之。

膀胱经：由大椎两侧至腰骶部，循经向下按摩刺激之。

2. 乳房健美按摩法（《美容护肤中医八法》）

（1）按揉大椎：坐位，头稍低，一手拇指或食指按揉大椎穴 1～2 分钟，按揉时有酸胀感。

（2）掌摩乳房：先用右手掌面从左锁骨下向下用柔和而均匀的力量推摩至乳根部，再向上推摩返回至锁骨下，共做 3 个往返；按上法用左手推摩右侧乳房。然后用右手掌面从胸骨处向左推摩左侧乳房直至腋下，再返回至胸骨处，共做 3 个往返；按上法用左手推摩右侧乳房。

（3）托推乳房：取仰卧位，先用右手掌面的内侧部分托住右侧乳房底部，然后用适宜的力量缓缓向上托推乳房，放开后再次托推，共进行 10～20 次，手掌向上推时不超过乳头水平；再用左手托推左侧乳房 10～20 次。

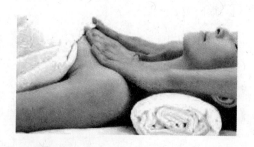

（4）揪提乳头：用拇食指指腹轻轻捏住对侧乳头，揪提 10～20 次，用力不宜太大。乳头凹陷者可多揪几次，用力可稍大些。

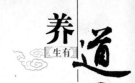

（5）轻抹乳房：双手四指并拢，用指面由乳头向四周呈放射状轻抹乳房1分钟。此法可促使乳房充分发育，并能增强乳房弹性，疏通乳络，健美乳房，适用于乳房下垂、扁平、乳头凹陷者。

3. 自我按摩（《实用美容按摩术》）

（1）五指分开成弓形，指腹置于乳房周围，垂直向下压放数次，然后手指向内轻用力抓放数次，最后以双手托盖乳房上，在其表面旋转按摩。每天至少1次，2个月左右即见效果。注意按摩时不可触及乳头。

（2）用手按摩乳房下侧至腋下间的皮肤。因为肝经、肾经、胃经等经络均经过此通向乳房，通过按摩可促进乳房的发育，还可使牵拉乳房的胸部肌肉多活动，从而起到隆胸丰乳之效果。按摩手法采用旋转按摩法，一般可在晚间睡眠前进行，也可在淋浴时进行，按摩时间10～15分钟，一般坚持3个月就能见效。

4. 简易胸肌锻炼法（《实用美容按摩术》）

将双手合掌置于胸前，两手同时向对侧用力做对抗动作。注意肘关节不要下垂，两前臂成"一"字形，挺胸抬头，配合深呼吸，重复8～10次。呼吸与用力配合的方法是：用胸式呼吸在4秒内吸足空气，同时双掌尽量用力，肩臂自会发抖，然后用4秒时间徐徐呼气、去力、放松。一呼一吸共约8秒，作为1次计。

❋ **气功治疗**

1. 按摩点穴丰乳法（《气功健美减肥》）

（1）预备式。两足平行开立，与肩同宽，双目平视，口齿轻闭，舌抵上腭，两臂自然下垂，手心向内。排除杂念，形松意静。

（2）调理气机。默念"松"字，两臂缓缓斜向上举，手心向前，两臂间夹角为120°，脚跟随之提起，吸气，意想内气上行。然后默念"降"字，两臂缓缓经头两侧和胸前下按至两臂伸直，脚跟随之放下，头向上顶，脚向下蹬，呼气，意想内气下行。再默念"合"字，两臂向里合至腹部丹田处重叠，左手在内，右手在外，劳宫穴对丹田，呼气，意想内气向丹田处汇集。

以上 1 个动作为 1 拍,共做 4 个 8 拍。

(3) 静心聚气。保持上式不变,两眼轻闭,深呼吸 4 个 8 拍,吸气时意想气吸入丹田,呼气时意想吸入的清气和体内之阳气在丹田处聚积,浊气则由口鼻排出。

(4) 内气发动。两前臂外旋,使手心向上,指尖相对。然后双手缓缓抬至胸前,吸气,意想丹田聚积的内气随着手的运动从腹内上升至胸中。然后两前臂内旋,手心向下,指尖相对,双臂缓缓下压至丹田,呼气,意想内气又由胸中下行至小腹。以每一动作为 1 拍,共做 4 个 8 拍。

(5) 通关过节。上式最后一次手抬至胸时,前臂内旋转掌,前推至手臂伸直,再内旋肩臂使两手手背相对,并向身体两侧平展,手心向后,同时脚跟提起,吸气,意想内气由胸中通过关节向上肢运行。外旋肩臂使手心向前,臂伸直向胸前合至两臂距离与肩同宽,手心相对,同时脚跟放下,呼气,意想内气逐渐向两手集中。以上每一动作为 1 拍,共做 2 个 8 拍。

(6) 气聚掌指。两手下降至体侧,手心向下,然后翻掌使手心向上,五指分开,再屈肘缓缓上抬至胸前,脚跟缓缓抬起,意想手中如托重物,同时吸气。臂内旋翻掌下按至体侧,脚跟随之放下,意想如按重物,同时呼气。以上一个动作为 1 拍,共做 4 个 8 拍。

(7) 按摩乳房。自然站式,以掌指反复揉摩乳房和乳头,先右手揉左侧乳房,再左手揉右侧乳房。揉摩路线:先以食、中指触按膻中穴并发入外气,再沿乳房下线用力由内向外再向上做弧形按揉至腋下,同时吸气,意想外气进入乳房。然后再由腋下向上沿乳房 L 线由外向内轻轻摩擦至膻中穴,同时呼气,意想乳房膨大丰满如球。每侧按摩 10 次。

(8) 点按穴位。运气点按乳部天池、膺窗、乳中、乳根穴和小指指中外侧根部少泽穴,各 10 次。

(9) 揉捏乳房。运气揉擦按捏整个乳房,先两手上下合按,再两手左右合按,各 10 次。自然呼吸,最后拉提乳头 10 次,意想乳房因受到刺激而膨大。

(10) 聚气于指,拇指分开,其余四指合拢,向后压于脊椎两旁,小指在大椎穴旁,其余依次排下,仰头吸气,同时指尖强压;头正呼气,指尖放

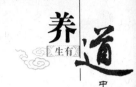
松压力,意守按压处,连做 15 次。

2. 美乳功

（1）放松后意守中丹田。静坐 15～30 分钟,胸中应有温热感。呼吸细长,取自然呼吸法。

（2）将温热的感觉向两乳房散开,意识也放在乳房上。注意调整呼吸、吸气时由全身的汗毛孔及鼻慢慢吸入,然后意念集中在双乳上,呼气时由双乳慢慢呼出。当然,这只是一种意念的活动,好像气是从乳房呼出一样,实际上气仍从鼻孔轻柔地呼出。反复 15 次,乳房应有胀大的感觉。想象乳房的乳腺发达起来,乳房真的胀大了。

（3）不加任何意念,放松静养 3 分钟,乳房仍有一种肿胀的感觉。

（4）按摩:将双手轻轻搓热,用手指轻轻地沿乳房四周按摩,不要太快,每一处都要顺着皮肤方向压下去,要加上意念按透,不要只是轻轻地搓表皮。但用力不能过猛,主要是意到力透。按摩不得当会加重乳房的塌落。乳房已经下塌者,一定要慎重,万万不可从上方下按乳房,要从下至上在根处多按摩几次。

（5）按摩结束后,再静养一会儿,意守中丹田。

（6）将双手从胸前压下,气沉丹田处。

（7）收功:拍打前胸,微微含胸,不要用力,轻轻拍打。这是为了将没有沉入丹田的气拍打散开收功。全功结束。

✳ 刮痧治疗

1. 腧穴

经外奇穴乳四穴（在乳头为中心的垂直水平线上,分别距乳头 2 寸）、足阳明胃经足三里穴;足太阴脾经三阴交穴;足厥阴肝经太冲穴。

2. 刮拭方法

患者取仰卧位,先在刮拭部位均匀涂抹刮拭介质,然后由外向内用泻法刮乳四穴,再刮拭下肢足三里、三阴交和太冲穴,以局部皮肤呈现红色斑点为度。在刮拭乳四穴时手法应稍轻。

❋ 药膳

1. 海带炖鲤鱼

海带 200 克，猪蹄 1 只，花生 150 克，鲤鱼 1 500 克，干豆腐 2 块，姜、葱适量。豆腐切丝，先用油、盐分别爆香海带、猪蹄、豆腐丝，然后将海带、猪蹄、豆腐丝、花生一起加盐、糖、酒炖 1 小时，最后将姜、葱、煎好的鲤鱼放入炖半小时。坚持常服食，可助乳房发育。

2. 豆浆炖羊肉

淮山药 22 克，羊肉 55 克，豆浆 55 克。以上药食加入油、盐、姜少许，一起炖 2 小时。每周服 2 次，可助乳房发育。

3. 牛奶炖鸡

以嫩鸡加入牛奶同炖，有丰胸的作用。

4. 花生红枣黄芪粥

花生 100 克，去核红枣 100 克，黄芪 20 克，熬粥，经期后连食 7 天。（这道流传至今的清宫御用药膳，传说是太医特别为慈禧研制的丰胸秘方。现代营养学分析认为，花生含有丰富的蛋白质及油脂；红枣能生津、调节内分泌；黄芪行气活血，三者搭配能使胸部尺寸升级到你满意的状态，同时还温暖子宫提高受孕率。）

5. 蒲公英党参丰胸茶

干蒲公英根 3 克，党参 3 克，杏仁 2 克。材料洗净，用 250 毫升开水冲泡即可。每天喝 2~5 杯。（蒲公英根富含雌激素、草本矿物质等，能排除体内毒素，促进胸部脂肪生长，搭配有丰胸效果的杏仁和党参使用，效果更佳。）

6. 青木瓜排骨汤

青木瓜一条（约 2 碗），橘梗 4.5 克，猪排骨及尾巴半斤，适量葱段及姜片。将已经烫除血水的猪排骨、姜、葱段及橘梗放入锅中熬煮，待成浓稠高汤后，去除橘梗，再放入切块的木瓜，煮熟后加入调味品即可食用。分 3 天午、晚餐食用，可滋阴补气促进胸部发育。

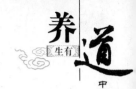
7. 加味黑豆鸡

乌骨鸡或母鸡半只,姜3片,党参9克,炙甘草4.5克,当归6克,川芎3克,白芍9克,黄芪9克,菟丝子9克,黄精15克,通草1.5克,黑豆15克,麻油少许。将全部药材放入纱布袋中(红枣除外),把已烫除血水的鸡、姜片及药袋全部放入锅中,加适量水及米酒一汤匙,先以大火煮沸,捞除浮沫后改为小火,炖煮约1小时,取出药袋,加盐调味即可食用。分2天午、晚餐食用,可温补气血、滋阴凉润,促进胸部发育。注意:容易腹胀者酌加陈皮9克,砂仁3克。

8. 山药紫米汤圆

新鲜山药半斤,红豆1杯,橘梗4.5克,紫糯米1杯,淫羊藿3克,适量小汤圆及冰糖。山药削皮洗净,切成丁块备用,加水浸泡约1小时,橘梗放入药袋中,将红豆、紫糯米及药袋放入锅中,开大火煮滚,转为小火,煮熟后加入山药再煮约5分钟,最后加入冰糖及煮熟的汤圆,即可食用。5天份量,可补肺益气、补血通乳、健脾补肾。

9. 红豆花生汤

党参9克,玉竹15克,菟丝子9克,女贞子15克,红豆及花生各1杯,适量冰糖。将红豆及花生洗净,加水浸泡约1小时。以适量的水大火煮沸,接着转小火,直到红豆及花生都熟透,再放入其余药材炖煮20分钟即可食用。

10. 养阴清热烩海参

海参1碗,黄芪9克,新鲜山药半碗,玉竹9克,桑葚子9克,石斛9克,姜3片,适量干贝、虾仁、香菇、小玉米。将中药材放入纱布袋中,加1 500毫升的水,熬煮45分钟,取药汁备用。虾仁及鲜干贝先以热油爆炒备用。将海参、香菇、小玉米与药汁一同炖煮,熟透加入虾仁及鲜干贝快炒,加酒及调味料,勾芡后即可。(注意:可以将海参改为鲈鱼,吃素者可以将其改为竹笙山药汤。)

11. 荔枝粥

荔枝干(去壳取肉)15枚,莲子、淮山药各90克,瘦猪肉250克,粳米适量,煮粥食用,每周2次,可治乳房弱小。

12. 健乳润肤汤

猪肚1个,芡实30克,黄芪25克,白果肉60克,腐皮30克。将猪肚用粗盐洗净,连同芡实、黄芪、去心白果放入砂锅内,加水适量,共煮沸半小时,再放入腐皮,小火熬至汤奶白色即可。日饮之,分三次饮服。

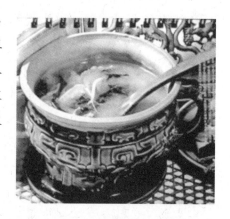

✽ 其他

【日常护理】

(1)乳房健美要注意胸肌的锻炼,因为胸肌是支托乳房的基础。东方女性乳房偏小,锻炼胸肌使胸肌发达是增强胸部曲线的好方法。

(2)坚持每天做乳房按摩和胸肌锻炼,要持之以恒才能见效。

(3)注重营养的供给,常食对乳房发育有益的食物。维生素E是重要的调节雌激素分泌的成分,富含维生素E的食物有香蕉、牡蛎、蜂蜜、牛奶、离首番茄、鲜橘、胡萝卜、鸡蛋、花生、麦芽、牛肝、猪肉、牛肉、羊肉等。蛋白质、亚麻酸、E族维生素是身体合成雌激素不可缺少的成分,含蛋白质丰富的食品有牛奶及奶制品、蛋类、瘦肉、豆制品等,含亚麻酸的食品有肉类、麦类、牛奶、花生、鸡蛋、核桃、麦芽等,含B族维生素的食物有大蒜、菠菜、油菜、茄子、土豆、香蕉、莲藕、黄瓜、南瓜、动物肝脏、鲢鱼、鲫鱼、草鱼等,可根据嗜好选择。此外,适当地补充一些富含脂肪的食物有助于乳房的发育。

(4)生长发育旺盛的青春期女性应当有充足的睡眠和适当的体育锻炼。女性体内的雌激素在运动和睡眠时分泌增多。

(5)佩戴合适的乳罩,以托起乳房,使其得到相对固定,有利于乳房的发育和防止乳房下垂。

(6)哺乳期妇女采取正确的哺乳姿势从而避免乳房下垂。

(7)有乳房下垂者要尽量避免劳动、运动和其他原因引起的乳房剧烈震动,防止其进一步下垂。

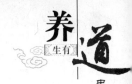
（8）防止身体肥胖引起的乳房肥大。

（9）中药材红枣、桂圆、当归、淮山药、人参及枸杞子都具有生津补血、滋阴补阳的功效，对于丰胸颇有助益。

纤　体

✱ 概述

肥胖是指因机体内热量的摄入大于消耗，过剩的能量以脂肪的形式储存体内，脂肪积聚过多使体重过度增加的营养失衡性疾病。肥胖不仅影响形体美，更会给人体健康带来极大的危害。肥胖症的诊断标准主要是：

（1）体质指数≥25［BMI＝体重(kg)/身高^2(m^2)］

（2）超过标准体重的20％～30％。

（3）分别在腹腰臀部检查，皮下脂肪厚度超过2.5厘米。

上述三项符合其中之一即属肥胖。

中医美容的纤体，是指通过降低人体的脂肪以减轻体重，使人体态轻盈，保持苗条的体形和矫健的身姿。

✱ 中药治疗

1. 内服

（1）细腰身方（《千金要方》）

组成：桃花。

制服法：阴干，研末，空腹用开水送服1克，一日三次。

功效：减肥，细腰身，并令人面洁白悦泽，颜色红润。

（2）苍术丸（《普济方》）

组成：苍术、茯苓。

制服法：苍术碾成细末，每500克末，加蒸过茯苓250克研末和匀，炼蜜为丸，如梧桐子大，用白开水送下，每次3克，一日2～3次。

功效:久服减肥,使人身体轻健。

(3) 白瓜子方(《神农本草经》)

组成:白瓜子。

制服法:研末,每次3～6克,一日2～3次。

功效:减肥,并抗衰老,令人面色白光泽。

(4) 轻身散(《圣济总录》)

组成:黄芪500克,茯苓、甘草、人参、山茱萸、云母粉、生姜各3克。

制服法:先将黄芪、生姜煎煮、焙干,再将茯苓等其余五味捣碎拌匀。每次取1克与开水冲服,可加入少许盐。

功效:荡俗气,延寿命,适用于肥胖症、过食肥胖、运动不足、情志失调以致皮下脂肪沉着、单纯性肥胖症等。

(5) 肥治方(《石室秘录》)

组成:人参、杜仲、白芥子各90克,白术、薏苡仁、芡实各150克,熟地240克,山茱萸120克,肉桂、茯苓各60克,砂仁15克,益智仁、五味子、陈皮各30克。

制服法:每日服15克,白开水送服。

功效:健脾胃,补肝肾,美形体。适用于脾胃虚弱、湿盛痰壅、肝肾不足、阳气微弱而致之形体胖大、动辄气喘汗出者。

(6) 防风通圣散(《宣明论方》卷三)

组成:防风、荆芥、薄荷、连翘、橘梗、川芎、白芍、当归、白术、山栀、大黄、芒硝、石膏、黄芩、滑石、甘草。

制服法:加工制丸或散。口服,一次6包(克),一日2次。

功效:解表通里、疏风清热。用于腹部皮下脂肪充盛,即以脐部为中心的膨满型(腹型)肥胖患者。对于经常便秘并且有高血压倾向的患者尤为适宜。

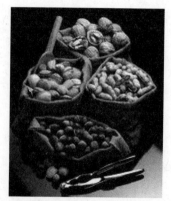

(7) 防己黄芪汤(《金匮要略》)

组成:防己12克,黄芪15克,白术9克,炙甘草6克,生姜,大枣。

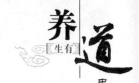

制服法:每日一剂,水煎服。

功效:益气健脾、利水消肿。可用于各型肥胖,尤其适用于皮肤恍白,肌肉松软,多汗,容易疲劳,身体沉重或下肢浮肿等虚证的肥胖人群或伴有关节疼痛的患者。

2. 外用

(1)组成:冬瓜皮 500 克,茯苓 300 克,木瓜 100 克。

制用法:水煎后去渣,将煎液倒入溶水中,每日沐浴 1 次,20～30 天为 1 个疗程。此法尤适于夏季使用,冬瓜皮取新鲜者效尤佳。

(2)组成:人参叶 50 克,玫瑰花 30 克,红花 30 克,木瓜 30 克,川芎 15 克,菊花 30 克,海藻 30 克。

制用法:研成细末,放入水中,稍沸洗浴,每天 1 次,2～3 个月为 1 个疗程。

功效:具有疏风清热、醒脾化痰、减肥降脂的功效,主治单纯性肥胖。

(3)老年减肥方

组成:仙灵脾 50 克,麻黄、磁石各 10 克(后入),藿香叶、黑牵牛、白牵牛各 30 克,肉桂、艾叶、硫黄各 15 克(后入)。

制用法:除磁石粉、硫黄外,将其余药煎煮,提取烘干研粉,再将磁石、硫黄加入,研成极细粉,装入稀薄布制成 8 cm×8 cm 药芯,外用彩色绸缎制成肚兜,紧贴肚脐处。15～30 天更换 1 次药芯,3 个药芯为 1 个疗程,一般用 3 个疗程。

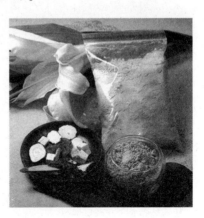

功效:助阳化滞、芳香化浊、固本消肿。

(4)妇女减肥方

○脾虚痰湿型

组成:佩兰 20 克,白芷、苍术各 15 克,独活、藿香各 10 克,花椒、艾叶各 5 克,桂枝 15 克。

制用法：将上药煎煮，提取烘干研粉，装入稀薄布制成 8 cm×8 cm 药芯，外用彩色绸缎制成肚兜，配以松紧腰带，紧贴肚脐处。15～30 天更换 1 次药芯，使用 3～6 个药芯为 1 个疗程，一般用 1～3 个疗程。

功效：健脾温中、除湿通络。

◯气滞血淤型

组成：当归 30 克，川芎 15 克，细辛、三棱、莪术各 10 克，乳香、没药、丁香各 5 克，冰片 3 克(后入)。

制用法：除冰片外，将其余药煎煮，提取烘干研粉，再将冰片加入，研成极细粉，装入稀薄布制成 8 cm× 8 cm 药芯，外用彩色绸缎制成肚兜，配以松紧腰带，紧贴肚脐处。15～30 天更换 1 次药芯，3 个药芯为 1 个疗程，一般用 2～3 个疗程。

功效：行气散结、活血消积。

✲ 按摩治疗

1. 全身按摩

(1) 推拿按摩(湖南中医杂志，2000，16(5)：42)

主要对腹部、腰背部臀部脂肪堆积较多的部位进行推拿。

◯仰卧位，摩全腹。以中脘、神阙、关元为核心，先上腹再脐周，后小腹，顺时针方向急速不停摩动 6 分钟，直至发热为度。

◯点按中脘、神阙、天枢、关元各 1 分钟。

◯提拿腹部脂肪隆起处，提拿起后停留片刻，初次手法时稍有疼痛，以能耐受为度，操作 8 分钟。

◯急速顺时针方向摩腹 5 分钟至腹部热透为度。

◯俯卧位，先施滚法与背部足太阳膀胱经，使背部皮肤微红，5～6 遍。

◯按压脾俞、胃俞、肾俞、大肠俞各 1 分钟，继而沿背部足太阳膀胱经自上而下捏脊 5 遍。

◯横擦背部两侧肩胛骨之间及腰骶部至发热。

◯施滚法于臀部和下肢，往返 5～6 遍。

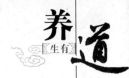

○按压环跳、秩边、殷门、承山各1分钟。

○拿提臀部及下肢肌肉7分钟。每日1次,3个月为1个疗程,1个月间休息3天。可配合减肥按摩膏。

(2) 足掌按摩减肥法(《美颜与减肥自然疗法》)

取穴:双足肝、脾、胃、小肠、脑反射部位。

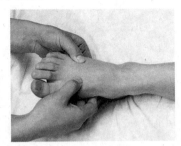

操作:用指掐、压、按、揉均可,也可以用小圆木棒顶局部进行治疗,以局部有酸胀感或痛反应为原则。一般每个部位必须按摩5~10分钟,每天1~2次。可健脾通腑,减肥降压。

(3) 捏脊减肥法(《美颜与减肥自然疗法》)

操作:患者俯卧,脊背伸平,腰背肌肉放松。捏脊时,术者双手的中指、无名指、小指成半握拳状,食指半屈,拇指伸直,拇指螺纹面对准食指的第二指关节的桡侧,两者保持一定的间距,虎口向前,从尾骶部长强穴开始,把皮肤捏起,两手食指指甲紧靠,沿脊柱向上推捏,至大椎穴处为1遍,捏3~5遍为1次。1次捏完后双手拇指在肾俞穴上按揉30下,可协理阴阳,调和气血,疏通经络,用于治疗成人和小儿的肥胖症。

2. 局部按摩法

患者平卧,施术者立于左侧,在患者腹部上擦上减肥膏,用右手掌对其按摩,具体可采用下述手法:

(1) 圆切法:从患者小腹耻骨联合右侧处向上切去,沿腹部一圈,一直切至耻骨左侧,反复做15次。

(2) 扣揉法:右手握成空心拳,扣在患者的肚脐上,做顺时针方向揉动,腹部脂肪厚的可将左手置于右手上加力运转,反复揉动15圈。

(3) 双手推摩法:双手平掌贴于患者腹部两侧,分左右以顺时针方向推摩患者整个腹部15圈。

(4) 双手交叉推脐法:双手交叉按在患者两侧肋骨下缘处,用力将一手从右推挤向左侧腹股沟皱纹处,另一手从左推挤向右侧腹股沟皱纹处,双手各做 15 次。每日或隔日 1 次,每次 45～60 分钟,10 次为 1 疗程。本法能分解脂肪、促进代谢。主治单纯性腹部肥胖。

3. 经穴按摩法

按揉背俞穴分布区域,以潮红为度,重点按揉脾俞、肝俞、大肠俞、肾俞等穴;横擦背部、肩胛骨之间,令热为度;在足厥阴肝经的足内侧,由上而下做擦法;点按三阴交 1～2 分钟;在足少阴经的足内侧由上而下推擦 5 遍;以中脘、神阙、关元 3 穴分别为中心,先自上而下顺时针急速不停的摩擦 2～3 分钟;再用较重的拿揉、擦振手法在脂肪堆积较多处反复行施;最后再以掌根或小鱼际将胃向上托提,并停留 1 分钟,最终使病人产生一种胀饱感;接着以腹部环形摩法做结束手法。本法能健脾和胃、消积化滞、抑制食欲、促进代谢,消脂减肥。主治单纯性肥胖,或合并局部肥胖。

4. 推脊摩腹

推脊 5～7 遍,医者手掌自患儿大椎沿脊椎两侧向下推,推毕后再揉按两侧肾俞、脾俞各 50 次;摩腹 100 次,医者用手掌顺时针方向摩腹,然后用两手拇指自患儿剑突处沿两边肋下分推 50 次;然后按承山 100 次,医者用拇指向下推按两侧承山穴至足跟部。胃肠实热证加清大肠、退六腑、清胃经各 100 次,肝郁气滞证加清肝经、拿肩井各 50 次,脾虚湿阻加运脾土、运八卦、按揉足三里各 50 次。以指代针、从针治内,刺激穴位,激发经气,活血化淤。主治幼儿肥胖。

(1) 按胃经(梁门→气冲→髋关→足三里→厉兑)循行路线按摩,以产生酸重感为度。

(2) 按脾经(腹哀→冲门→血海→阴陵泉→隐白)和任脉(上脘→中极)循行路线按摩。

✳ 气功治疗

1. 玉蟾吸真功(青蛙功)(《中医美容学》)

(1) 调身:坐位,小腿与地面垂直,大、小腿垂直或稍小于 90°,双脚

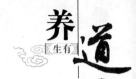

平放地面,脚尖向前,双脚平行或稍内八字,与肩同宽,一手握拳一手抱在外,男右手指拳,左手抱外,女相反。拳上部留拳眼,下部捂死不漏气。上身前伏,双肘放膝上,头稍低、拳眼放额部正中央,双目微闭。

(2)调心:全身放松,从头面部到脚,无一遗漏全放松。然后想一件愉快的事,使自己愉快地进入气功态。

(3)调息:意念集中到呼吸,鼻吸口呼,呼吸气要细、慢、匀。吸气时,意念在下丹田,想象气完全吸入下丹田。下腹间鼓起,胸部压瘪不动,吸至七八成饱满,停止两秒钟,再继续吸气,至下腹鼓胀饱满。然后呼气,意念是气从下丹田呼出,下腹慢慢瘪下去,气完全呼出。再从吸气开始。如此循环做15分钟。

(4)收功自然呼吸:用意念将气收回,想象头部的气顺身体中轴线向下至下丹田;再想象双手的气顺前臂至双肩。再沿躯干中轴向下至下丹田;想象双足的气顺小腿、大腿内侧向下至下丹田;再想象全身的气都引至下丹田。最后想象身体四周的气从全身汗毛孔向体内收至下丹田。然后,慢慢抬起上身,抬起头,坐正,握拳双手同时张开,掌心相对合掌,举至胸前,双手搓至发热再做干洗脸,干梳头,各数十次。然后双手握拳,从头两侧伸向斜上方,同时全身舒展一下,张开握拳手,反掌手心向外,从两侧徐徐落下,再慢慢睁开双眼,收工结束。

注意:练此功减肥,还要注意控制饮食,少吃高蛋白、淀粉类食品,在饥饿时可以吃点水果和蔬菜。

2. 静坐养气功

(1)预备:端坐在宽平的方凳上,两足平行踏地,与肩同宽,膝关节屈成90°,身体端正,大腿与躯干亦屈成90°,两手相叠,掌心向上,男右手在上,女左手在上,头端正,下颌微收,腰背正直,垂肩含胸,口眼轻闭。舌抵上腭,亦可取盘坐式。

(2)意念与呼吸:首先调匀呼吸,调整到缓、细、匀、长、自然,意守丹田,静听自己呼吸的声音,逐渐使其呼吸无声,然后意念只注意呼气,呼气时自头至足逐次放松,待全身放松后,改为自然呼吸,使之若存若无、恍恍惚惚、绵延不断,每次练 10～30 分钟。

❋ 刮痧治疗

【腧穴】

脾俞、胃俞、肾俞、中脘、关元、列缺、三阴交、梁丘、足三里。

随证加减:痰浊内生者加足太阴脾经丰隆穴,肾阳亏虚者加督脉命门穴。

【刮拭方法】

(1) 患者取俯卧位,术者站于患者一侧,沿背部膀胱经第一侧线在刮拭部位均匀涂抹刮痧介质红花油,然后由上向下用泻法刮拭脾俞、胃俞、肾俞(命门),刮至皮肤出现痧痕为止。

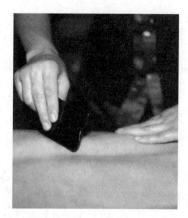

(2) 患者取仰卧位,术者站于患者一侧,由上向下点按腹部任脉经穴中脘、关元。

(3) 患者取仰卧位,术者站于患者一侧,在上肢、下肢刮拭部位涂抹刮拭介质红花油。然后先刮上肢的列缺穴,再刮下肢的梁丘、足三里、三阴交。至皮下呈现痧痕为止。

❋ 药膳

1. 橘皮饮

橘皮、杏仁、老丝瓜各 10 克,白糖少许。将老丝瓜、橘皮洗净,杏仁去皮一同入锅,加水适量,置火烧沸,用文火煮 20～30 分钟,稍凉去渣,加入白糖,拌匀当茶饮。

2. 椿芽胡豆

鲜胡豆 100 克,椿芽 100 克,红油、味精适量。胡豆洗净用沸水煮,沥干,椿芽去蒂入沸水烫一下捞起,切成米粒大小的颗粒,把胡豆入盆加红油、盐、椿芽、味精拌匀即可。

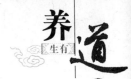

3. 桑白皮茶

桑白皮 30 克,草决明 20 克。桑白皮轻刮去表皮,切成短节,加草决明煮沸 10 分钟,稍闷后滤渣取汁。

4. 山楂菊花茶

山楂 20 克、菊花 12 克、草决明 20 克,煎水当茶饮。

5. 参苓粥

人参 3～5 克,白茯苓 15～20 克,生姜 3～5 克,大米 100 克。先将人参切成薄片,茯苓、生姜捣碎,浸泡半小时,煎取药汁两次,药汁合并,与大米同煮成粥。

6. 参芪鸡丝冬瓜汤

鸡脯丝 200 克,党参、黄芪各 10 克,冬瓜 200 克,盐、味精、黄油适量。鸡肉切丝,参芪洗净切片,连皮冬瓜洗净切片。鸡丝、党参、黄芪同入锅,加水 500 毫升,用小火炖成八分熟,放入冬瓜,加盐、黄酒、味精,待冬瓜熟透即成。

7. 山楂小米粥

山楂 40 克,小米 100 克,白糖适量。山楂煎取浓汁,小米淘洗干净。将山楂汁加入洗净的小米,加入适量清水熬成粥,加入白糖,糖化,即可食用。早晚食用为宜。可健脾胃,消食积,散淤血,减肥胖。适应于肥胖症、脾胃虚等症。

8. 盐渍三皮

西瓜皮 200 克,冬瓜皮 200 克,黄瓜 400 克。将西瓜皮刮去蜡质外皮,冬瓜皮刮去绒毛外皮,黄瓜去瓤心,均洗净,稍过沸水,待凉切成条块,用少许盐、味精腌渍 12 小时即可。除此之外,还可选用冬瓜、魔芋、芹菜、黄瓜等极低热量的蔬菜。

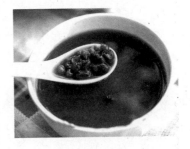

9. 赤小豆粥

赤小豆、大米淘净入锅,加水适量,用武火煮沸,再用文火熬成粥。每日 1 次。可利水、渗湿。用于体型肥胖,面色虚浮不实者。

10. 薏苡仁赤小豆粥

薏苡仁 50 克,赤小豆 50 克、泽泻 10 克,先将薏苡仁水煎取汁,用汁与赤小豆、薏苡仁同煮为粥。

11. 避谷仙方

黑豆 375 克,火麻仁 225 克,糯米 500 克。黑豆洗干净后,蒸三遍,晒干去皮。火麻仁浸汤一宿,滤出晒干,去皮淘洗 3 遍,捣碎,拌黑豆为末,用糯米粥合成团如拳大,蒸 3～5 小时后,停火冷却,再取出,放于瓷器贮存,不令风干。半饱为度,日服一团。

12. 降脂饮

枸杞子 10 克,何首乌 15 克,草决明 15 克,山楂 15 克,丹参 20 克。文火水煎,取汁约 150 毫升,放凉储于冰箱,作饮料。

13. 山楂内金粥

山楂 15 克,鸡内金 1 个,粳米 50 克。将山楂切片文火烧至棕黄色,然后与粳米同煮烂。鸡内金温水洗净,并于 37℃ 烘干,研成细末,倒入煮沸的粥中,熄火。

14. 肉苁蓉陈皮羊肉汤

肉苁蓉 15 克,陈皮 10 克,羊肉 200 克,三者洗干净,同入砂锅,加姜,文火炖熟,放少许食盐,味道宜清淡。

❋ **其他**

【日常护理】

(1) 注意饮食配合:饮食尽量吃低脂、高复杂碳水化合物、含大量鲜果蔬菜的膳食。养成良好的饮食习惯,定时定量,少量多餐,细嚼慢咽,不吃零食,晚餐提早。

(2) 适当运动:选择运动强度中等、运动时间长的有氧运动。可首选散步,每日活动 1 小时,步行 3 000～5 000 米,可一次或分次完成,但每次不应短于 15 分钟,活动时脉搏达到 120～130 次/分钟,每周锻炼天数不应少于 6 天。也可以爬楼梯,1 天爬 30 层。其他适合的运动项目

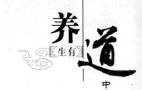

还有游泳、慢跑、骑自行车等。

（3）注意平台期的坚持治疗。

治瘦长肌

❀ 概述

消瘦外观表现为肌肉萎缩，皮肤粗糙而缺乏弹性，骨骼显露，同样影响形体美，并且影响到身体健康，会出现贫血、体温下降、水肿、闭经、不孕等一系列虚损性病变。目前消瘦的诊断标准是：

（1）体重小于标准体重的 20%，且兼见一系列虚弱症状。

（2）皮下脂肪男性少于体重的 5%，女性少于 8%。

（3）BMI≤18.5。

上述三项符合其中之一即可。

消瘦可发生于任何年龄，多与遗传因素、精神因素、自身消化吸收功能、饮食习惯、内分泌疾病以及慢性消化性疾病有关，多见于慢性消耗性疾病患者及营养不良的老人和小孩。中医古籍又称"羸瘦"、"大肉消脱"、"脱肉"、"脱形"等。

❀ 中药治疗

1. 内服

（1）人参养荣丸

组成：人参 100 克，白术 100 克，茯苓 75 克，炙甘草 100 克，当归 100 克，熟地黄 75 克，白芍 100 克，炙黄芪 100 克，陈皮 100 克，远志 50 克，肉桂 100 克，五味子 75 克，生姜 50 克，大枣 100 克。

制服法：制成大蜜丸。一次 1 丸，一日 1～2 次。

功效：温补气血。用于心脾不足，气血两亏，形瘦神疲，食少便溏，病后虚弱者。

（2）治瘦病方（《食疗本草》）

组成：黑牛髓、地黄汁、白蜜各等份。

制服法：上药混合，搅拌均匀，放入瓷器内，置于水锅中，隔水文火炖熟。空腹时每次一汤勺，一日 3～5 次，长久服用。

功效：补虚强身，丰体美白。

（3）范汪大行谐散（《外台秘要》）

组成：防己、石斛、麦门冬、泽泻各 70 克，蔺子、石钟乳、茯苓、地肤子、肉桂、炙甘草、当归、覆盆子、蔷薇各 175 克，猪苓、芙蓉、牡丹皮、白术各 245 克，胡麻仁 300 克，牛膝、制附子各 105 克。

制服法：上药共研细末，用炼蜜 600 克，地黄汁 1 000 克，微热和入上药末，制丸，如梧桐子大，晒干备用。每次 30 丸，一日 2～3 次，以米酒送下。

功效：补中益气，补不足，长肌肉，通百脉，利关节，轻身润泽，安定五脏。

（4）黄芪膏（《清太医院配方》）

组成：黄芪 500 克。

制服法：用水煎透，炼蜜收膏。每日白开水冲服 1～2 次，每次 20～40 克，入煎剂，或配合丸药俱可。

功效：补中益气，调荣固卫，生肌长肉。主治气虚型消瘦，适用男女老幼一切气虚不足之症。

（5）乾坤膏（《清太医院配方》）

组成：党参、黄芪、当归、熟地黄各 140 克，枸杞子、龙眼肉、升麻、肉苁蓉各 75 克。

制服法：上药用水煎透，炼蜜收膏。每日用白开水冲服 10～15 克，每日 2 次。

功效：双补气血，肥健身体。

（6）清宫八珍糕（《慈禧光绪医方选议》）

组成：人参 30 克，茯苓、莲子（去心）、芡实、白扁豆、薏苡仁、藕粉各 60

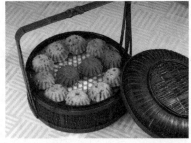

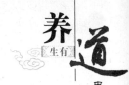

克,山药 150 克。

制服法:将人参另研细末,余 7 味磨粉,混合均匀,加入白糖适量,兑水和为软块,并制成糕状,每块糕重 15 克,放入笼内蒸熟即成。每日2~3 次,每次 1 块。

功效:健脾补肾,生肌长肉。

2. 外用

组成:黄芪 20%,党参 20%,白术 10%,陈皮 10%,川芎 10%,当归10%,山楂 10%,鸡内金 10%。

取穴:中脘。

制用法:上药共研细末,加 2%氮酮及水调成糊状,涂于以中脘穴为中心、直径为 10 cm 的皮肤上,加红外线灯照射。

✳ 按摩治疗

(1) 在足阳明胃经足部,由上而下按揉数十次,并按揉足三里 30秒。在足太阳膀胱经的脾俞、胃俞、肝俞、肾俞穴上做中等度按揉,每穴按揉时间为 30 秒。

(2) 以中脘、关元二穴为中心,分别以顺时针方向缓慢摩动,每次15~20 分钟,每日 1 次。

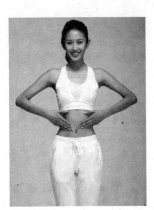

(3) 捏脊。自长强穴至大椎穴,循经上行5~7 遍,在脾俞、胃俞、肝俞、肾俞、命门处分别用力按摩 30 次,每日 1~2 次。

(4) 经穴推拿疗法:①取穴:足三里、脾俞、胃俞、肝俞、肾俞、中脘。②操作:医者用拇指指腹按揉患者以上诸穴,每穴按揉时间为半分钟,采用中度刺激,每日 1 次,10 次为 1 疗程。

(5) 摩腹法:以中脘、关元二穴为中心分别以顺时针方向缓慢摩动,每次 15~20 分钟,每日 1 次。

❋ 气功治疗

1. 武当小循环

练功时,取面向南方自然站立的姿势,全身放松。两脚分开略比肩宽,头正身直,心静神定,注意力集中,双目平视前方。两膝稍微弯曲,两臂自然弯曲于胸腹前,双掌十指相对,掌心正对丹田。先调整呼吸,慢慢呼气再慢慢吸气,达到放松入静的状态,排除心中杂念,意守丹田,随后开始运气。运气循丹田→会阴→命门→神阙→丹田,如此作为一个循环。开始练习时若感到气息不足,可以意运气,导引内气在体内循环,渐渐会感觉体内气流不绝,直到感觉体内如有热流涌动时则此功练成。长期练习可使人气血通畅,精力旺盛,身体强壮。

2. 六字诀之呼字诀

将气吸足时,右臂随着上身缓缓向左弯身,右手从左侧自上而下随着弯身下去摸左脚,同时呼气,口吐"呼"字音。身体缓缓直起,两手自然下垂,目视前方。再次吸足气,左臂随着上身缓缓向右弯身,左手从右侧自上而下随着弯身下去摸右脚,同时呼气,口吐"呼"字音。中医认为呼字诀与脾相应,口吐"呼"字音,具有泄出脾胃之病气、浊气的作用。

❋ 药膳

1. 黑牛髓、地黄汁、白僵蚕,磨粉拌匀,放入瓷器内,置于锅中,文火炖熟,空腹时挑服 1 汤勺,每日数次随意,长期服用。

2. 山药粥

鲜山药洗净,捣烂如泥,待大米粥熟时加入搅匀,煮熟后加入乳酪,再加入糖调味食之。亦可将山药晒干研粉,每次取 30 克,加冷水调匀,置炉上,文火煮熟,不断搅动,

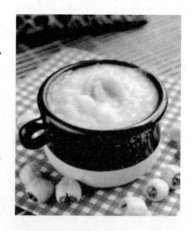

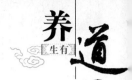
二、三沸后取下,调入乳酪、白糖可食。

3. 白木耳、黑木耳各 10 克,冰糖 30 克。将木耳用温水泡发,去杂质和蒂柄,洗净,放入碗中,再放入冰糖,加水适量。上锅蒸至熟烂,随意饮食。

4. 参苓粥

人参 3～5 克(或党参 15～20 克)、白茯苓 15～20 克、生姜 3～5 克、粳米 200 克。先将人参或党参及生姜切成薄片,茯苓捣碎,共浸泡半小时,煎两次取汁,将两次药汁合并,加粳米煮粥,每日早晚空腹食用。

5. 酥蜜粥

酥油、蜂蜜、大米各适量。将大米淘净,煮粥,待沸后调入酥油、蜂蜜,煮至粥熟服食,每日 1 剂。

6. 枸杞粥

枸杞 15～20 克,糯米 50 克,白糖适量。放入砂锅,加水 500 毫升,用文火烧至微滚到沸腾,待未开花,调时有粥油出现,再用火焖 5 分钟即可。每日早晚温服,可长期服用。

7. 脾胃虚弱证

(1) 大豆黄卷加热,炒熟,磨成豆粉,然后倒猪脂,拌匀,做成丸子。每丸如梧桐子大,每日 2 次,每次 20 丸,温酒送下,以后渐至 30～40 丸。如出现大便溏薄,则不再增加剂量。

(2) 鸡内金 30 克,神曲、麦芽、山楂各 100 克。上药研末,儿童每次服 1.5～3 克,成人酌情增加,每日 3 次,适于脾胃虚弱、消化不良、食欲缺乏的消瘦。

8. 肝肾阴虚证

白及、百部各 60 克,党参、黄芪、龙骨、牡蛎各 30 克。上药研末,做成重 8 克的蜜丸,早晚各服 2 丸。

9. 虫积腹痛

炒玉米 18 克,炒白扁豆 18 克,神曲 12 克,炒麦芽 9 克,炒莲子 12克,煨肉豆蔻 9 克,茯苓 12 克,使君子 9 克,陈皮 6 克。上药焙干研成细末,将药末 1.5~2 克放在去蛋清的鸡蛋中,以面粉包裹煨热。半岁至 3 岁患儿每天食蛋 1 个,4~6 岁每天 2 个,30 天为 1 疗程。用于小儿因疳积、虫症而消瘦者。

✳ 注意事项

(1) 首先排除各种疾病。

(2) 注意饮食的科学性。膳食丰富多彩,不挑食,不偏食。保证蛋白足够摄入的情况下,多进食含脂肪、碳水化合物丰富的食物。饮食要均衡、渐进式增加,适时改变进餐程序:先吃浓度高、营养密度高的食物,再吃其他食物;可增添葱、蒜、芥菜、胡椒等开胃之品以刺激食欲;饭后可增加糕点等甜食品;可增加餐次,早、午餐之间增加一杯牛奶以及 50 克糕点,晚上入睡前 1 小时加鸡蛋、油茶面等。

(3) 建立良好的生活方式。起居有常,劳逸适当,勿熬夜,避免慢性疲劳,力戒烟酒等不良嗜好。

(4) 适当运动。身体瘦弱者参加适度的运动,令身体丰满而富有韵味,常选用游泳、韵律操、俯卧撑、单杠、双杠等运动项目进行全身肌肉力量的训练。在家还可以采取美体运动(健胸和健胃运动)。具体方法如下:

○早上醒来,仰卧,两腿伸直,然后深深吸一口气,将两膝屈起,使大腿紧贴腹部,可用双手抱大腿使它更紧贴腹部,呼吸数秒后,慢慢将两腿放松,呼气,恢复起始动作。

○俯卧,双手向后握住同侧脚腕,头部和腿部尽最大可能向上方抬起,腹侧以最小面积着地如"燕飞"状,1 分钟为限,重复做 3 次。

○倒立动作仰卧床上,两脚一起往上举,两手扶住腰部,以取得身体平衡,做倒立动作。

○两腿盘坐,双手握拳,自然放在胸前肚脐高度,深深呼吸,使胃部提高,再呼气,回复原状。

○抬头挺胸站立,将两个哑铃或两个装满水的矿泉水瓶分别握于左右手中,平臂伸直平举于胸前,与肩水平,然后双臂向左右两侧水平移动拉开,再返回原来的姿势,反复做 5 次。

(5) 注意精神调养。具体方法如下：

◯音乐调整法：由于音乐的旋律、音调、节奏、速度、音色和音量各不相同，优美和谐的音乐就像五味俱全的“佐料”一样，可对人体的身心健康产生特殊的作用。优美动听的音乐能刺激下丘脑的饥饿中枢，使之被激发而兴奋，令人食欲大振。

◯情绪调整法：情绪的变化与内脏器官的生理活动密切相关。人在心情愉快的时候，脉搏、血压、呼吸和消化功能都处于相互协调的平衡状态，心理愉快不仅可以促进食欲，并且有助于消化和吸收；而情绪波动则往往会直接影响食欲，甚至导致厌食，使人身体消瘦。

手足护理

✲ 皲裂疮

皲裂疮是一种主要发生在手足部，以皮肤干燥、粗糙、肥厚、发紧，表面有长短深浅不一、纵横交错的裂纹为特征的皮肤病，多发于严冬季节，相当于西医的“手足皲裂”。发病以成年人为主，多见于老人和妇女。古代文献中对本病的记载较多，如隋·巢元方的《诸病源候论·手足皲裂候》中写道：“皲裂者，肌肉破也，严冬时触冒风寒，手足破，故谓之皲裂”。此后，历代文献中对本病均有一定描述和分析，并有“尸脚”、“皲裂”、“干裂疮”、“裂口疮”、“肉裂”等不同名称。

【中药外治】

1. 三合油

组成：蛋黄油、大枫子油、甘草油。

制用法：等量混匀外搽。

2. 苍肤洗剂

组成：苍耳子 15 克，地肤子 15 克，土槿皮 15 克，蛇床子 15 克，苦参 15 克，百部 15 克，枯矾 6 克。

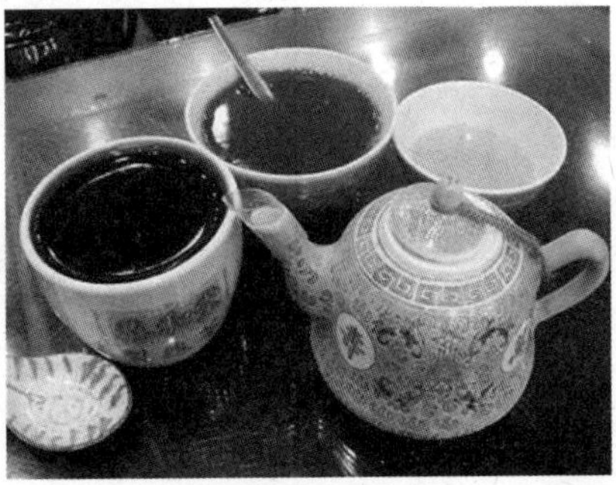

制用法：上药共研粗末，用布包好，加水 3 000 毫升，煮沸 20 分钟后，待温浸泡或湿敷患处。每次 20～60 分钟，每日 1～2 次。

3. 泡削法

组成：补骨脂 15 克，赤芍 10 克，蜂房 20 克，地肤子 10 克，地骨皮 10 克。

制用法：先用温水或苍肤洗剂等药水趁热泡洗手足，然后用钝刀片刮削过厚的干皮。取上药，每日 1 剂，水煎取药液浸泡患处 20 分钟，再用热水洗去药液，将云南白药粉少许撒在伤湿止痛膏上，贴于手足皲裂处，每天 1 次，连用 10 天。

4. 柏树胶、松香各 30 克。

制用法：共研成细末，混合均匀，贮瓶备用。治疗时将药粉撒于胶布上，用文火烊化，紧贴于裂口处，每天 1 次，连用至痊愈。

5. 白蔹、白及各 30 克，大黄 50 克。

制用法：先将上药炒黄研成细末，贮瓶备用。治疗时取药粉少许加适量蜂蜜调成糊状外涂皲裂患处，每天 3 次，10 天为 1 疗程。

6. 白及 10 克，凡士林 100 克。

制用法：先将白及研成细末，再将凡士林加入白及粉中调成软膏，每天 3 次外涂患处。

7. 大黄 15 克，甘草 30 克，香油 250 克。

制用法：先将大黄、甘草切细碎后放入香油中，以文火煎熬，待炸至药成焦黄色，过滤去渣备用。用时取适量外搽皲裂处，每天 3 次，连用 10 天。

8. 白及 30 克，生地黄 30 克，香油 120 克，黄蜡 120 克。

制用法：先将香油放入锅中加热，再把生地、白及加入油内炸枯，去渣后，放入黄蜡即成膏状。治疗前先用温水泡洗患处，擦干后，将药膏涂于患处，每天 2 次，连用 10 次。

9. 猪胰 1 具。

制用法：洗净，放入适量黄酒中，用手揉搓猪胰，将其揉烂，取汁涂擦皲裂处。

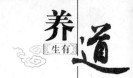

10. 甘草粉1克,青黛粉5克,甘油60毫升,红花油15毫升。

制用法:加75％乙醇19毫升,混匀外搽有预防及治疗作用。

11. 蜂蜜、米醋。

制用法:每晚入睡前先用蜂蜜再用米醋搓揉患处,并戴手套入睡。

【按摩治疗】

1. 手部自我按摩

先全身放松,手背涂抹按摩霜,再按以下顺序操作:

(1) 搓手:快速搓动,达到温热、流通气血的目的。

(2) 点穴:点揉并点按五指6条经脉的井穴(拇指少商、食指商阳、中指中冲、无名指关冲、小指少冲和少泽),每穴点36次,频率为每分钟60~80次。对患有脏腑相应穴进行重点按摩,可增加次数。

(3) 抖臂:搓手,然后二臂自然下垂,进行以上臂带动下臂及手部的抖动,要求自然、均匀。早晚各做1次,7~10天1个疗程。

注意:妊娠和月经期妇女不宜进行第2步点穴。

2. 手臂推拿

先将就医者手及手臂洗净,涂上按摩霜,再按以下顺序操作:

(1) 通手六经:从下而上拿手三阳经3次,然后用手掌推18次。再将食指、中指、无名指分别置于腋下臂内侧,从上往下顺手三阴经循行方向推向手腕,止于太渊、大陵、神门。反复推擦18次。

(2) 压放极泉:拇指压极泉0.5分钟,然后骤然放松,再双手从上往下抎上肢3次。

(3) 点按臂穴:用拇指点按曲池,拇、中指相对点按或点揉间使和支沟,内关和外关,太渊和阳溪,大陵和阳池,神门和阳谷。各9次。

(4) 拨手腕:用食指的骨节拨手腕的上、下部各9次。

(5) 揉抹掌背:左手托住就医者手掌,右手拇指点按合谷9次,再用大鱼际或小鱼际肌揉按其掌背,顺时针方向按揉54次。

(6) 揉抹掌心:用右手拇指点按劳宫、少府各9次,再用大鱼际或小鱼际肌抹掌心54次,顺时针方向由小到大划圈。最后用拇指、食指、中指、无名指捏拿就医者大、小鱼际各0.5分钟。

(7) 撸捏五指:用大拇指指腹和食指桡侧面捏住就医者指根,从指根撸向指端,先撸手指上下两面,再撸手指内外两面,各行 5 次。从拇指到小指逐根撸。然后以右手拇指、食指捏住就医者手指端两侧缘,从拇指开始,顺次将五个手指端各捏 9 次。

(8) 摇手腕:医者一手托住就医者肘部,一手五指叉住就医者五指,上下左右摇动手腕 9 次。

(9) 抖提上臂:医者两手握住就医者的五个指头,拉平手臂,微微抖动,抖后急向上平提,用力不要太大,反复 3 次。

(10) 搓臂:医者两手相对,由就医者臂部三角肌开始,从上往下搓,反复 3 次。

3. 润手嫩肤按摩法

(1) 手指按摩:拇指在上,食指在下,以螺旋方式在手指背上滑动按摩;然后以拇指和食指在手指两侧加压的方式,由指根向指尖捏压;最后拇指在上,食指在下,在手指上下加压按摩,由指尖向指根移动。

(2) 手背按摩:一手握住另一手背的指根处,拇指指腹按于手背上,以顺时针方向,呈半圆滑动按摩。

(3) 手掌按摩:用拇指指腹从另一手掌心的拇指根部开始,向下呈半圆状,用力滑动。

每日按摩 2～3 次,每次按摩 10～15 分钟,可令手部皮肤光滑、细腻、富有弹性。

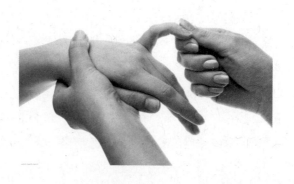

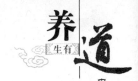

【刮痧治疗】

1. 腧穴

外关、中渚、劳宫、曲池、合谷、足三里、三阴交。

临证加减：气血两虚加脾俞、气海、关元，寒甚者加肾俞、命门。

2. 刮拭方法

嘱患者取仰卧位，术者站在患者一侧，在刮拭部位均匀涂抹刮痧介质后，采用平补平泻法顺次刮拭上述诸穴，刮至局部皮肤潮红、微有热感为度。

【药膳】

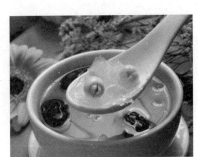

（1）当归生姜羊肉粥：当归 15 克，羊肉 50～100 克，粳米 30～50 克。煮烂成粥食之，每日 1 次或隔日 1 次。入冬时连服 10 次。

（2）桑葚饮：桑葚 30 克，百合 30 克，大枣 10 枚。共同煎汤饮用。每日 1 次，连服 2～4 周。

【预防调摄】

1. 平时应尽量减少直接接触肥皂、洗衣粉及其他强酸、强碱和有机溶剂等。

2. 户外工作时应戴防护手套。

3. 冬春季注意保暖及手足部护理，擦用防裂护手霜。

4. 入冬后常用温水浸泡手足。

❋ 冻疮

冻疮是由寒冷引起的一种局限性皮肤炎症，因天气寒冷、潮湿及患者末梢血液循环障碍，造成局部缺血、缺氧所致。多见于面部及手足，好发于初冬及早春，儿童及妇女多见。初起损害为局限性红斑或青紫色斑块，自觉瘙痒，重者肿胀，出现淤斑或水疱，破溃后有渗出，皮肤可坏死，

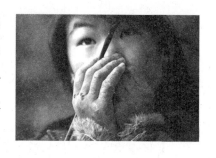

局部疼痛。《诸病源候论》称本病为"冻疮"、"冻烂疮",《外科正宗》称之为"冻风",《医学入门》称之为冻裂,主要是冬令之时,因寒邪侵袭,搏结于气血,肌肤失却温煦,引起局部血脉凝滞所致,相当于西医的冻伤。

【中药外治】

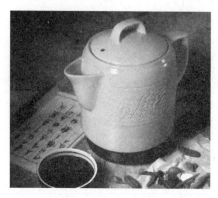

（1）当归、红花、川乌、草乌各10克。

制用法:煎汁,先用药汁熏后浸泡。

功效:适用于早期未溃者。

（2）生姜25克,白萝卜1个,白附子0.5克,桂枝25克。

制用法:上药一同水煎,趁热洗过,连洗2天,即可痊愈,以上1天的量,早晚各1次。

功效:适用于冻疮未溃者。

（3）红灵酒

组成:当归、肉桂各60克,红花、花椒、干姜各30克,樟脑、细辛各15克。

制用法:用50％乙醇1 000毫升泡7天备用。用时取出涂患处,轻柔按摩。

功效:适用于红肿痛痒未溃者。

（4）生姜适量。

制用法:捣汁于铜锅内熬浓,涂患处至感觉热辣为度,每日1～2次。

功效:治冻疮。

（5）独头蒜适量。

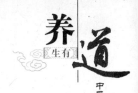

制用法:捣烂敷于患处,已溃破者忌用。

功效:治冻疮。

(6) 鸡蛋1个,冰片少许。

制用法:将鸡蛋放在勺中加热,放入冰片调匀备用,用前先用生理盐水清洗患处,然后再涂此药,每日3次。

功效:治冻疮溃破者。

(7) 煅明矾、干姜(炒黄)各30克,马勃15克。

制用法:共研细末,麻油调,敷患处。

功效:治冻疮溃破者。

【按摩】

有冻疮病史者,每年秋季开始用手掌搓热患病部位,每日早晚各1次,坚持治疗到第二年春天。如能控制两个冬季不发病,说明病根基本除去。常用手法如下:

(1) 以揉法、摩法、擦法等在患处的局部进行操作,时间为5～10分钟。要轻快柔和,切忌生硬粗暴。

(2) 如果局部发生了水疱或溃疡,在操作时要避开局部,先在其四周操作,待局部溃疡愈合、血脉流通后,再在局部进行操作。

(3) 可以掌心对准关元穴,逆时针摩动2～5分钟,以温阳散寒。

注意:初起症轻者,可用软布揉搓患处,使局部发热,但Ⅱ度、Ⅲ度冻伤病人不宜按摩。

【气功治疗】

站桩功

面南背北站立,两脚分开,与肩同宽,脚尖稍里扣,双目自然平视,似笑非笑,舌顶上腭,全身放松,自然呼吸。然后两膝下蹲,双手垂直下按。桩位高低视个人情况而定,年轻力壮、身体健康者,最好能站成90°,但注意膝盖不要超过脚尖。腰部要挺直,臀部内收,站桩30～60分钟就可收功。双手自然下垂,冥想宇宙间温暖祥和之气由百会、劳宫涌入四肢百骸,如沐浴在风和日丽的阳春之中。然后,两手掌互相搓擦至热,以掌轻轻揩擦颜面部 21 次,练功乃毕。练功时可以不入静,不意守。初练时不到几分钟便两腿酸痛、发热,继之两腿还会出现颤抖现象。慢慢地全身发热,手指发胀,脸红耳赤,十分难受,此时要咬紧牙关,硬挺过去,否则效果不好。最后忍到极点,如负重担,手背部均有汗出,这时便可以收功。

【刮痧治疗】

1. 腧穴

双上肢曲池,双下肢足三里。

2. 方法

(1) 应在冬季来临前,开始对曲池、足三里进行保健刮拭,每日或隔日 1 次,刮后在局部拍打数下,并注意局部保暖。

(2) 在手、足易患冻疮的暴露部位,涂上刮痧油,每日搓两次。

【药膳】

(1) 羊肉 500 克,花椒 3 克,生姜 15 克,当归 30 克,煮食。

(2) 生姜、当归、红花、川芎各 10 克,同浸于 500 毫升白酒中,一周后即可服用,每次饮酒 10 毫升,每日 2～3 次。

(3) 山楂 15 克,当归 15 克,红枣 10 克,煮食。

(4) 参芪粥:党参、黄芪各 30 克,薏苡仁、粟米各 50 克。先煎党参、黄芪 30 分钟,去渣留药汁,加入薏苡仁、粟米煮成粥,每日吃 1 次或分 2 次吃完,适用于气虚患者。

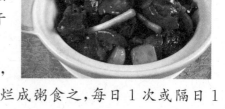

(5) 当归生姜羊肉粥:当归 15 克,羊肉 50～100 克,粳米 30～50 克。煮烂成粥食之,每日 1 次或隔日 1 次。入冬时连服 10 次。

(6) 桑葚饮:桑葚 30 克,百合 30 克,大枣 10 枚。共同煎汤饮用,每日 1 次,连服 2～4 周。

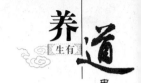

除瘢痕

　　"瘢痕"是物理、生物、化学等因素作用于人体皮肤软组织,导致皮肤软组织严重损伤而不能完全自行正常修复,转由纤维组织替代的既影响外观又影响功能的局部症状。本病为皮肤科常见的肿瘤性疾病,相当于现代医学的瘢痕疙瘩,其临床表现为皮肤不规则斑块,肥大而坚硬,色淡红或紫红或白,形如蟹足或蜈蚣,偶有痛痒。中医认为其发病多因先天禀赋不足,加之遭受金创、水火之伤,余毒未净,气滞血淤,湿热搏结而成。

❋ 中药治疗

1. 外用

（1）治面颊流血方

组成:白色水獭骨髓、白玉、琥珀。

制用法:合膏,外敷。

功效:消瘢灭痕。

（2）灭瘢痕方

组成:猪脂1 500克,鹰屎白15克。

制用法:以猪脂1 500克,饲乌鸡1只,令三日屎尽,后取白屎,入白芷、当归各30克,水煎至白芷色黄去滓,纳以鹰屎白15克,搅另调,敷之,1日3次。

功效:消瘢灭痕,治疗面部瘢痕。

（3）救急灭瘢方

组成:蒺藜子、山栀各30克。

制用法:上药为散,用醋和成泥,临卧时涂之,早晨洗去。

功效:灭痕,治疗面部瘢痕。

（4）玉屑膏

组成:玉屑(细研)、密陀僧、白附子(生用)、珊瑚(细研)各60克。

制用法:上药为末,入乳钵内,研匀,每次用药末6克,以真牛酥调匀。夜卧时涂面,早晨用温水洗之。

功效:消瘢,治疗面部瘢痕。

(5) 黑布药膏(《中医皮肤病学简编》)

组成:黑醋 250 克,五倍子 100 克,蜈蚣一条,蜂蜜 100 克。

制用法:将药和蜂蜜、黑醋放入砂锅内,置于炭火上煎,熬成黑色稠膏,熬膏时需用棒搅匀,不可放入金属器具内。用时厚敷患处 2～3 毫米,上盖厚布片,换药前清洁皮肤,2～3 天换药一次。

功效:收敛止痒止痛。治疗因疮病、创伤等形成的瘢痕者。

(6) 鸦胆子软膏(《中医皮肤病学简编》)

组成:鸦胆子(研碎)30 克。

制用法:凡士林加至 90 克,调匀外用。用时胶布剪洞,如病灶大贴上,再敷药膏,上盖纱布,每两天换一次。

功效:腐蚀、软化瘢痕。治疗瘢痕、鸡眼、疣。

(7) 积雪草 30 克,五倍子 15 克。

制用法:煎汤,微温外洗患处。

热烘疗法:外搽药膏后再用电吹风或神灯吹烤 10 分钟,每日 1 次,效果更佳。

2. 内服

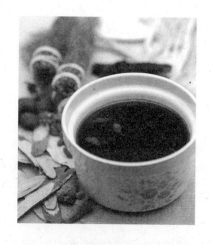

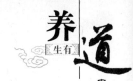

（1）解毒通络饮加减

组成：金银花、连翘、牡丹皮、赤芍、夏枯草各 10 克，路路通 12 克。当归、山慈菇各 15 克，制香附、甲珠、皂刺各 6 克。

制服法：水煎服。

功效：清热活血，散结通络。治疗瘢痕。

（2）大黄䗪虫丸（《金匮要略》）（中成药）

制服法：9 克，1 日 2 次，口服。

功效：治疗瘢痕属气滞血淤者以及酒渣鼻属血淤凝滞者。

✿ 按摩治疗

（1）小范围可用手掌大鱼际按擦瘢痕，每天 2～3 次，每次 5～10 分钟。

（2）姜片摩擦法：生姜切片，轻轻摩擦瘢痕，可以阻止其肉芽组织继续增生（注：对陈旧性瘢痕无效）。

✿ 药膳

1. 桃仁牛奶芝麻糊

核桃仁 30 克，牛奶 300 毫升，豆浆 200 毫升，黑芝麻 20 克。先将核桃仁、黑芝麻放小磨中磨碎，与牛奶、豆浆调匀，放入锅中煮沸，再加白糖适量，每日早晚各吃 1 小碗。适用于有皱纹的皮肤。

2. 厚朴煨肘

猪肘 700 克，厚朴 15 克，香附 10 克，枳壳 10 克，当归 10 克，川芎 5 克。将厚朴、香附、枳壳、当归、川芎洗净后装入纱布袋中，猪肘处理干净后，与中药一起放入锅内，加入清水，用武火烧沸，撇尽浮沫，转文火煨至八成熟时，按照饮食习惯加入黄酒、生姜、精盐、酱油、味精等调料。待汁浓肘烂时取出药包，即可食用。可排毒化淤，促进瘢痕的快速修复。

3. 牛肝化斑粥

牛肝 500 克，菊花 9 克，白僵蚕 9 克，白芍 9 克，白茯苓 12 克，茵陈 12 克，生甘草 3 克，丝瓜 30 克，大米 100 克。把菊花、白僵蚕、白芍、白茯苓、茵陈、生甘草洗净后放入纱布包中,牛肝洗净切碎,丝瓜洗净切碎,大米淘好。将所有的材料倒入高压锅中,加入适量水煮粥,待粥稠后捞出药包,吃肝喝粥。每日早晚各1次,10天一个疗程,中间隔一周,连服3个疗程。可通络破滞、疏肝理气、活血化淤,达到减少色素、淡化瘢痕的目的。

4. 地黄蒸鸭

生地黄100克,淮山药200克,枸杞子30克,白鸭1只(约500克),葱、姜、胡椒粉、黄酒、清汤、盐、味精等调味品适量。先将鸭收拾干净,去净全身骨头,用盐、胡椒粉、黄酒涂抹在鸭体内外,加入葱、姜,腌渍1小时左右。生地黄、山药去皮切片,与枸杞子一同装入纱布袋,垫

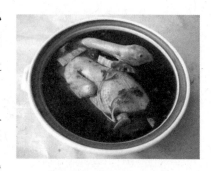

在碗底,把腌好的鸭肉切成1厘米见方的丁放入碗中。加入清汤,上笼蒸约2小时,至肉熟,去除药袋,即可食用。可美容祛瘢,美白肌肤,增加皮肤弹性。

溢香去臭

✳ 概述

体臭是指腋下、会阴部、足部的汗液所发出的特殊臭味的一种皮肤附属器疾病,相当于西医的"臭汗症"。根据其发病特点,中医历代文献中尚有"胡臭"、"腋臭"、"狐气"、"狐骚臭"等不同名称。本病多有家族史,始发于青春期,女性多

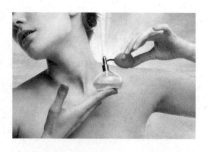

见,轻重不一,夏季或汗出后尤甚,老年后逐渐减轻或消失。臭气常出自腋下,严重者在乳晕、脐周、前后阴、足部等处均有臭秽之气。虽不影响

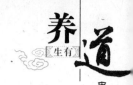

容貌,但因其特殊的异味而影响患者与他人交往,导致心理压力增大,由此而影响整体之美、神韵之美。

�֎ 中药治疗

1. 外用

（1）治腋臭散

组成:生石灰5合,马齿苋100克,矾石150克(烧),甘松香50克。

制用法:上4味混合,制成细末备用。先用生布擦腋窝令黄汗出,拭干,以散敷之。

功效:清热解毒,芳香化湿。

（2）辛夷治臭方

组成:辛夷、川芎、细辛、杜蘅、藁本各1克。

制用法:上药用米醋渍之一夜,煎取汁。睡前洗腋窝,然后敷上药汁,次晨洗去,以痊愈为度。

功效:疏风活络,香身避秽。

（3）祛腋臭方

组成:鸡舌香、藿香、青木香、胡椒粉各60克。

制用法:上4味捣散作粉,用锦布包裹纳腋下,常敷即可痊愈。

（4）救急疗腋臭方

组成:铜屑1升,锻石3升(熬)。

制用法:上2味混合,和囊制成粉,有汗便以粉扑之。

（5）腋香散

组成:密佗僧15克,生龙骨30克,红粉6克,木香10克,白芷10克,甘松15克,冰片3克。

制用法:分别研细和匀,纱布包扑患处,每日1次。

（6）治胡臭方

组成:辛夷、川芎、细辛、杜蘅、藁本各3克。

制用法:上5味,以米醋渍一夜,煎取汁。临睡前洗净腋下等处,敷上药汁,次晨洗去,以痊愈为度。

(7) 祛足臭方

组成:苍耳子、蛇床子、明矾、苦参各15克。

制用法:煎汤浸泡足部,每日1次。

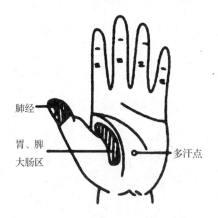

2. 内服

(1) 甘草。

制服法:煎汤,可代茶饮。

(2) 香身方

组成:瓜子、川芎、藁本、当归、杜蘅、细辛、防风各0.5克。

制服法:上7味捣筛为散。食后饮服1克,每日3服。

功效:祛风活血,香肌爽身。

❋ **按摩治疗**

(1) 取穴:肺经,位于拇指指腹螺纹面;多汗点,位于手掌中心,手心穴区下方(向腕关节方向),胃、脾、大肠区。(具体穴位如下图)

肺经

胃、脾
大肠区

多汗点

(2) 本病为慢性病症,按压推捏肺经、多汗点及胃、脾、大肠区,需持之以恒,每日刺激20～30次。一般不用灸法,第3周时腋臭可减轻。

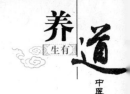

✳ 药膳

1. 薏仁芳香粥

薏苡仁 50 克,荷叶 15 克,白花蛇舌草 15 克,香薷 5 克,佩兰 10 克,粳米 100 克,将薏苡仁、粳米煮至米仁开花,再将荷叶、白花蛇舌草、香薷、佩兰用纱布包好置入锅中同煮 15 分钟即可,食粥弃纱包之物。

2. 芳香茶

薏苡仁 30 克,荷叶 60 克,香薷 15 克,佩兰 30 克,陈皮 5 克。共研细末,每晨取药末适量,加少许茉莉花,沸水冲泡 30 分钟后代茶饮,可长期服用。

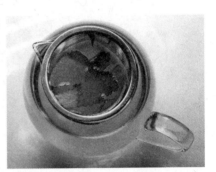

3. 香草,煎水沐浴用。香身爽体,沐浴后使人身香气不散。

4. 檀香(取木材及内皮)经日晒后碾碎,过滤,再碾碎,反复数次取其粉末,沐浴时放入热水盆中,浸泡后芳香四溢,除污垢而香身。

5. 松树皮丸

美容香身松树皮(去第二层白皮)500 克,大枣(去核)100 克,肉桂 50 克,冬瓜子(去皮)100 克,蜂蜜 600 克。先将枣捣成泥,再将松树皮、肉桂、冬瓜仁研成细末,过筛,与枣泥拌匀,加蜂蜜调做蜜丸,如枣般大。每日早晚各服 3～5 丸,坚持服用,见效。

6. 香身方

冰片 3 克,麝香 1.5 克,硼砂 9 克,薄荷 6 克。研为极细末。熬甘草膏为丸,如梧桐子大,朱砂为衣,每用 1 丸噙化。令身香,适用于体臭。

✳ 日常护理

(1) 少吃辛辣及腥臭黏腻食物,勿饮酒。

(2) 经常清洗腋下保持清洁。

（3）用粉剂涂擦保持腋下干燥。

（4）可吃竹叶粥、茯苓粥、泽夕粥、防己粥、马齿苋粥等，以清热利湿。

（5）可佩戴香物或喷洒香水以避秽气。

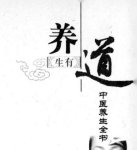

主要参考文献

[1] （宋）王怀隐等编. 太平圣惠方. 上、下册. 北京：人民卫生出版社，1958

[2] （明）朱橚撰. 普济方. 上海：上海古籍出版社，1994

[3] 余有富. 实用振颤按摩. 广州：广东科学技术出版社，1992

[4] 王营生. 百病中医气功疗法. 北京：学苑出版社，1993

[5] 李元文，靳琦. 美容护肤中医八法. 北京：中国中医药出版社，1992